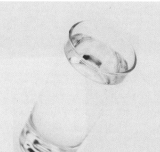

"水是最好的药"系列

Water:
For Health,
For Healing,
For Life

水这样喝可以治病

[美]巴特曼 F.BATMANGHELIDJ,M.D. /著

饶俊伟 /译

天津出版传媒集团

天津科学技术出版社

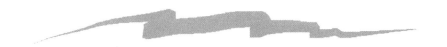

你没有生病，只是渴了

你渴了吗？

你喝水了吗？

你满足了身体真实的需要了吗？

也许，我们从来没有关心过水在身体里的作用和功能；也许，我们从来就没想到身体缺水会造成如此严重的后果。美国医学博士F·巴特曼在《水是最好的药》中阐述了一个震惊世界的医学发现：身体缺水是许多慢性疾病的罪魁祸首。

我们对地球上的水了解得已经很多，但对自己身体内的水却知之甚少。

如果我们了解了水在身体内的具体运行情况，我们就会恍然大悟，我们的医疗保健观念就会随之发生彻底的改变。现代医学最大的悲剧莫过于相信这样一条结论：我们只有感到口渴时，身体才需要水。然而，真实的情况却是，身体急需水时，我们并不一定会感到口渴，因为，我们口渴的感觉机制有可能已经丧失。丧失了口渴的感觉，身体就会长期脱水，身体长期脱水就会发出别的干渴信号：

腰疼痛；

颈椎疼痛；

消化道溃疡；

血压升高；

哮喘和过敏；

甚至患上 2 型糖尿病；

......

因此，巴特曼博士一再强调：你没有生病，只是渴了！

身体缺水导致了诸多疾病，治疗这些疾病最好的药莫过于水。

《水这样喝可以治病》是巴特曼博士继《水是最好的药》之后，出版的又一本轰动全球的健康图书。在这本书里，他进一步阐述了水可以治病的医学发现：

水可以治疗心脏病和中风，因为水能稀释血液，有效地预防心脑血管阻塞；

水可以治疗骨质疏松症，因为水能使成长过程中的骨骼变得更加坚固；

水可以治疗白血病和淋巴瘤，因为水能够将氧输送进细胞，而癌细胞具有厌氧的特征；

水可以治疗高血压，因为水是最好的天然利尿剂；

水可以治疗糖尿病，因为水能够增加身体内色氨酸的含量；

水可以治疗失眠，因为水能够产生天然的睡眠调节物质——褪黑激素；

　　水可以治疗抑郁症，因为水能使身体以天然的方式增加血清素的供应；

　　……

　　不仅如此，《水这样喝可以治病》还详细介绍了正确的喝水方法。

　　你是喝茶，还是喝水？

　　你是口渴时喝水，还是不等口渴时就喝？

　　你喝水时是否要加点儿盐？

　　你喝的是白开水，还是自来水？

　　你是否一直喜欢可口的碳酸饮料？

　　你是否爱喝咖啡？

　　你一天喝多少水，喝几次？

　　也许，关于上述问题，我们以前根本就不会去思考。不过，读完《水这样喝可以治病》后，我相信你一定会认真思考这些问题，因为，这些问题关系着你的健康，甚至你的生命。

目　录

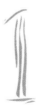

现代医学哪里出了问题?

医学史上最大的悲剧莫过于相信这样一个结论：只有感觉口渴时，你的身体才需要水。在这种错误的结论上，现代医学犯下了一系列错误，为此，整个社会付出了高昂的代价。这些错误包括以下几点：

1. 现代医学的整体结构起源于一个错误的前提：口渴是缺水的唯一信号。这一错误直接导致了人们对各种健康问题的无知，致使千百万人过早地死亡。人们经受疾病的折磨，是因为他们不知道身体严重缺水。现代医学在多年以前，就错误地将口渴视为缺水的唯一征兆。1764 年，德国人奥尔伯雷特·冯·哈勒第一次宣称：感觉口渴，才是身体脱水的征兆。1918 年，英国医生沃尔特·布拉德福·坎农支持了哈勒的观点。由于他是一位有影响力的人物，这一看法在当时非常流行，直到今天仍反映在权威的科学著作中。不过在 1867 年，法国人默里茨·席夫却提出了这样的观点：口渴是一种整体性的感觉，"它不像饥饿那样，更多的只是局部感受"。我们现在已经知道，哈勒和坎农的结论是错误的，然而，他们的观点根深蒂固，并在医学院的学生中代代相传，一直延续到今天。长期以来，科学界对人体水机制的错误理解，改变了医学的发展方向。席夫显然对人体有着更深的认识和了解。

实际上，将口渴作为身体缺水的信号并不可靠。身体采用的是另一种运行逻辑和模式：为了给咀嚼和吞咽食物提供润滑剂，即便身体严重缺水，我们的口腔也会产生大量唾液。认为只有口渴才预示着身体缺水，这种想法大错特错。即便没有口渴，身体也可能严重缺水。在缺水状态下，身体还会释放出多种复杂的信号，比如一系列危及生命的症状。对于这些症状，现代医学存在着长期的误解，一直将它们视为各种类型的疾病。因此，医生的药方只会对人体产生毒害。

口渴只是身体缺水的后期征兆之一。当口渴成为一种缺水信号时，身体内部许多复杂的功能已经停止运转，酶也不再工作，这是人体衰老的原因之一。脱水的身体会丧失适应性和灵活性，其中一个例子就是儿童糖尿病，它正是身体长期脱水导致胰岛素分泌不足的结果。

2. 现代医学的另一个错误是：认为水是一种简单的物质，只能使其他物质在体内溶解和循环。事实上，水并不是简单的惰性物质，它在人体内有两个主要功用：一个是维系人的生命；另一个则是为生命提供活力。现代医学只承认水的第一个功用，即长期脱水会对生命产生威胁，而对于第二个功用几乎一无所知。想要挽救你的健康和生命，你需要认识到这一事实。

3. 现代医学第三个严重的错误是确立了这样的前提：人体始终能够有效地管理水。而真实的情况是，随着年龄增长，我们对口渴的感知度会下降，致使身体无法得到充足的水，其结果是：关键器官中那些原本像李子一样饱满的细胞就会日益干瘪，无法为生命继续提供充足的活力。为了减缓这种难以逆转的过程，我们需要了解脱水的起源和症状。

4. 现代医学第四个关键性错误是：认为任何液体都可以取代身体对水的需要。这是目前的一个大问题。在通常情况下，人工生产的某些饮料，并不能起到天然水在体内的作用。如果你能够理解某些厂家生产咖啡因、可卡因的目的，就会意识到这个问题。

本书阐述了一个震惊世界的医学发现：口渴并不是身体需要水的唯一信号。最新的科学发现证实：身体不知不觉地长期脱水，会通过多种症状表现出来，而传统医学通常将其视为疾病，这为医药行业的生存和发展提供了一种机遇。我们目前建立了所谓"疾病救助"的卫生体系，到头来，却牺牲了人类宝贵的生命和资源。这种卫生体系日渐普及，而人们却仍在饱受疾病的折磨，这正是我们面临的窘境。

令人痛心的是，尽管我们对人体脱水问题有了更深的认识，知道它是大多数健康问题的起源，但广大公众并未熟知。假如公众了解真相，就意味着这种医疗体系将会迅速瓦解，因此我们不难理解：为什么数千万人的脱水之痛会被当成疾病来治疗。

这样说不是要抨击那些"疾病救助"体系中的雇员，他们每天都兢兢业业地为那些不幸的病人提供服务，对于现代医疗中的根本性错误，他们没有任何责任。应受谴责的是那些占据要职的医学专家和国家健康机构，他们有义务对这些问题予以修正。遗憾的是，他们似乎不愿为此做出努力。

我们的主流医学机构绝不会主动放弃以药物为基础的治疗体系。为什么呢？因为他们不希望人们得到天然的治疗方案，自行解决健康问题。本书就是要对抗这种自私自利的医学倾向，因为它只对商业化的健康体系有所帮助，受害者却是普通大众。

我们现在可以明确地做出结论：人体以多种方式显示对水的需要。长期以来，人体内的这种"干渴"状态，被主流医学视为这样或那样的疾病，其原因是医学界在这方面的无知和疏漏，以及出于对医药行业的保护。这样，对现代医学深信不疑的公众，不得不承担愈发高昂的医疗费用。

我们必须意识到，长期缺水会导致身体持续发生新的化学反应，会使组织结构发生诸多变化，甚至会使人体基因变异，这也是儿童和少年哮喘较为普遍的原因——当然，其中也包括婴儿的非传染性耳痛。脱水会使孩子患上哮喘，最终导致身体基因损坏，患上自身免疫性疾病，甚至是癌症。因此，防止脱水至关重要。

了解长期脱水可能导致的问题，有助于我们建立一种更人性化的卫生体系。根据我的估算，我们完全有可能为公众提供一种更健康、更有价值的卫生体系，而且，需要的成本只是当前的30%。你随后将会看到，我不是在推荐一种以赢利为目标的产品，我只是让公众了解一种更独特、更有效的治疗方案。它来自我多年研究的结果，它将帮助医学界的专家和公众了解许多疾病的本质。

我们虽然生活在21世纪，但身体脱水的症状仍未被医学界所了解。我们总在寻找解决健康问题的药物和方法，但并不成功。确切地说，我们仍在不断扩展药物清单，大量生产各种药物。现代医学让我们付出了越来越大的代价，制造了越来越多的混乱，而且眼下看来，这种趋势永无终止之日。我们现在迫切需要理想的解决方案，正像阿尔伯特·爱因斯坦所说："我们因某种思维方式而导致的那些重要问题，绝不可能通过同样的思维方式予以解决。"显然，我们需要一种新的医学思维。

目前，我们面临的社会性健康问题完全是人为制造的结果。要解决它们，必须深入了解脱水过程的分子生理学，有助于重新构建未来的临床医学，它将导致医学认知模式的根本改变。以生理学为基础，发挥身体天然的治疗力量，可以从根本上改变药物治疗疾病的传统。医学的主要侧重点将是如何预防疾病，而不是建立成本高昂、过程繁杂，甚至具有破坏性的治疗体系。

一种新的医学思维

什么是认知模式？怎样改变药物治疗中的认知模式呢？认知模式意味着本质性的信息、假定和认识。借助于某种认知模式的引导，我们可以产生更多的知识和见解。例如，地球是一个球体，以这种共识为基础设计出的地图和模型，都会反映出地球的球体特征，这种共识就是基本的认知模式。从人们第一次意识到地球并不是当初所认为的那样是一个平面，我们对宇宙结构就有了全新的认识，这就是认知模式的飞跃。假如认知模式以错误的前提为基础（比如，认为地球是一个平面），我们就很难得到客观而公正的结论；我们凭借错误的认知模式获得的一切联想、想象和观察，只会让我们远离事实和真相。

假如认知模式依据的是一个客观、真实的前提，我们的脚下就会出现一条通向知识殿堂的崭新大路，如同在黑暗的夜空，一道闪电突然照亮了所有事物。这种全新的、更加客观的认知模式，将清除前进路上的障碍，把我们的思维引向正确的方向，逐步接近真理和本质。

如果我们怀有寻找某种解决方案的特定需要和目标，就更容易形成一种新的认知模式。而只有我们需要解决方案时，方案本身才具有意义。下面的故事，或许有助于我们理解这一事实。

亚历山大·弗莱明因发现青霉素（盘尼西林）而获得诺贝尔医学奖。20世纪50年代，这位苏格兰科学家在伦敦大学圣·玛丽医学院的怀特—弗莱明研究所工作，当时，我是他的学生。许多医学院的学生都有一种强烈的情感冲动——渴望成为某个奇迹的发现者，我也不例外。从童年起，我就渴望进入医学界，成为解除人体病痛的行家里手。

在学习初级细菌学的过程中，学生被分成小组，分配给不同的导师，我幸运地接受了亚历山大的指导。在课程即将结束之际，我鼓足勇气，向他提了一个问题，而他给予我的答案，对我的一生产生了深刻的影响。

我问："亚历山大先生，要想在医学领域有所发现，是否需要某种特定的方法呢？"

他看看我，开始思索这个天真的问题。过了一会儿，他用带有浓重苏格兰口音的英语回答说："有。这种方法就是需要和目标。"

为了阐述得更清楚，他告诉我这样一个事实：医学界引入了越来越多的外科手术方法，但病人遭到细菌感染的概率也随之上升，这种感染常常是致命的。因此，寻找一种药物或手段，让身体不受细菌的感染，就成为细菌研究者最迫切的需要，这种需要使他们建立起了相应的目标和信念。正是这种"需要"导致了盘尼西林的最终发现；而所谓"目标"，就是将这一发现应用于人类，为人类谋取更大的福利。

一个重大的医学发现

历史告诉我们，许多情况下，通过运用基本的自然力，我们就有可能在获取真理的道路上实现飞跃。人类面临过无数次机遇，他们抓住了机遇，并且运用自己的智慧和灵性，发现了各种奥秘。

1979 年，这种机遇不期然地降临到我的头上。当时，作为伊斯兰教革命运动的政治犯，我被关押在伊朗的艾威恩监狱。尽管面临被处死的危险，我却在一天深夜里发现了一个神奇的事实：只需要两杯水，就可以解除因胃溃疡引起的剧烈腹痛。

当时，一个囚犯急需药物的帮助，溃疡带来的钻心疼痛使他难以忍受。他弯着身子，几乎不能走路，两个狱友一直在帮助他。这个囚犯恳求看守发发慈悲，把他送到监狱医院，但看守并没有理睬。当天夜里 11 点以后，他被狱友搀扶着送到我这里。他当时痛苦不堪，但我并没有药物给他。我告诉他，我没有带任何药品，听了我的话，他的表情变得更加痛苦。虽然没有药品，我却给了他两杯水，让他喝了下去。在几分钟内，他的腹痛就减轻了许多。过了 8 分钟，他的腹痛完全消失了。这使我更加确信：水对于腹痛具有很好的治疗效果，而医生常把这种情形作为"疾病"来处理（有一段时间，我被单独关押，一连几天，我拒绝了监狱的食物，仅仅通过饮水，就缓解了因饥饿导致的腹痛）。我鼓励其他被关押的人通过饮水来治疗同样的腹痛。我们有时候可以得到药品，但有了水，它们根本派不上用场。

在随后的两年半时间里，我使用自来水成功治愈了3000多个因各种压力导致的胃溃疡病例。我清醒地意识到，这些人实际上只是干渴而已，他们脱水的信号是通过身体的疼痛表现出来的。我被关入监狱15个月以后，官方对我进行了审判，这也是我最后的辩护机会。在此期间，我写出了一篇科学论文。我对法官说，假如判处我死刑，希望不要将这篇文章毁掉，"这是历史上最重大的科学发现"，我对他说。到那时为止，在监狱辖区内，我已经治愈了数百名囚犯。

法官后来对我说："你的确做出了一个重大发现，祝愿你将来交好运。"就这样，我第一次得到暗示：我可能会活下来，并且继续我的研究工作。

发现得到了认可，我也没有被判处死刑，而是被判了3年监禁。过了23个月，一个看守告诉我，当局已经做出结论，我不是"别人所说的那种坏人"，他们正在考虑将我提前释放。我向他表示感谢，同时告诉他，我想在监狱再待上一段时间，因为我的临床实验正处在关键时期。我研究的课题是：水在治疗压力引起的健康问题中的作用，其中包括流血性胃溃疡。我告诉他，作为一种"压力实验室"，艾威恩监狱是独一无二的。不用说，那个看守非常惊奇，他原以为提前释放对我而言已经是一种天大的恩惠。不过他也承认，我的工作很重要，我应该获得这样的机会。有一段时期，我坚信我来到这座监狱，并不是一种偶然事件，我注定要做出这样的发现——

当人体经受压力并进入脱水状态时，会形成一种复杂的机制，它迫切地需要补充水分。后来，我在监狱又额外待了 4 个月，并得出了一些临床医学结论，当然，这些结论还有待科学解释。在度过了 2 年零 7 个月的监狱生活后，我的重要发现得到了官方的认可，而且，我重新获得了自由。

后来，我对于水在生理功能方面的作用，以及水与许多疾病的关系，形成了更多的认识，这种认识是从治疗病人的腹痛开始的。我在《伊朗医学协会》杂志上首次发表了这一成果，这篇文章的译文后来被寄到美国，经过重新编辑和整理后，作为特约评论刊登在 1983 年 6 月的《临床肠胃学》杂志上。

重塑现代医学的步骤

我在本书提供的信息，是根据世界上最著名的几家压力实验室临床观察得出的，这些观察，可以为身体病痛提供一种全新的生理学解释。我的发现也在几次国际性科学会议上被正式提出，相关的详细科学论证，被多次刊载在正规学术刊物上。

你不需要拥有丰富的科学知识，就可以理解这样一个事实：为什么仅仅使用水，就能防止和治疗某些疾病。另外，水作为一种"药品"使用，也无需得到美国食品和药品管理局（FDA）的批准。水是生命之源，每个人都熟知这一点，但令人遗憾的是，我们仍旧没有意识到，身体缺水会给健康带来多大的危害。无知使我们付出了惨重的代价。尽管我们的身体能够"理解"水在维持机体和器官功能方面的作用，可是，我们的主流医学却很少给予足够的关注。

关于水在身体各部位的意义，医生所知甚少。于是医学界陷入一种尴尬的处境：他们不知道，身体什么时候最需要水；他们也不知道，假如身体长期缺水，将会产生怎样的后果。

当前，临床医学的侧重点是药物治疗。医学院教授药物运用的时间超过 600 个小时，而教授有关饮食知识的时间只有屈指可数的几个小时。可以说，面对大多数"患者"，医学工作者一直努力去探索药物在"患者"体内的作用。

问题在于，化学药品并不能治疗大多数"疾病"，哪怕是真正意义上的疾病。而且，大多数药品并不具有长效作用，它们只能在短时期内掩盖或"暂停"疾病的外在症状。不管这些化学药品的制作过程多么符合科学依据，内在原理多么复杂，治疗效果多么具有诱惑性，它们并不能从根本上解决问题，充其量只是通过抗生素对抗机体的感染。对于高血压病人而言，他们会从医生那里得到利尿剂或其他药品，但往往难以治愈。另外，医生还会一再叮嘱患者：今后要坚持这种治疗方式（服用利尿剂），而且还要增加剂量。患有风湿性关节炎的病人，服用市场上的许多止痛药后，也不能得到根治，患者在余生中不得不忍受痛苦。没有哪个糖尿病患者能够被治愈，没有哪个重症肌无力患者能够被治愈，也没有哪个营养不良的患者能够被治愈……尽管医学界进行了广泛研究，但是，某些常见的疾病——比如胃灼热、消化不良、背痛、风湿病、偏头痛、哮喘……却始终难以治愈，这究竟是为什么呢？

长期脱水，最终会导致身体某些官能的丧失，并带来其他的伤害，比如机体的病变。经历了长期严重的脱水，身体会出现不同的征兆，而医生总是将其解释为原因不明的疾病。实际上，这些信号只是在提醒我们：我们的身体缺水。身体机能局部遭到破坏，是因为水分供应不足。医生没有意识到长期脱水才是疾病的根源，因此，这些所谓的"疾病"，就被冠以各种各样的说法和解释，而且一概被认为"病因不详"。这是一个本质性的错误，它扭曲了医学的真相，损害了人们的利益，他们需要专业而明确的建议和指导。这是一个可怕的误区，有关疾病起源的研究一直深陷其中。

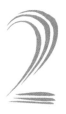

水，神奇而又简单

水，到处都是水，我们喝下的水却很少。

水，到处都是水，我们的身体却仍因干渴而惨叫。

人体大约由 75％ 的水和 25％ 的固体物质构成。据说大脑组织的85％ 都是水，而且，大脑对脱水或水分不足的状态极为敏感。大脑总是浸泡在含有盐分的脑脊髓液体中。身体里的水被视为溶剂，水中溶解的固体物质被称为溶质。医学界对人体化学成分的研究，通常集中于身体里的固体物质。这样一来，以化学药品治疗身体疾病的观念就逐渐占了上风，并导致"医药生产系统"的全面普及，而水在身体里的作用和功能则被忽略。医学界坚定不移地认为，是身体里的固体物质管理着身体各部分的功能。这一观念产生了大量错误信息，造成目前医学界的混乱局面。

上述错误的原因在于我们对于人体缺乏认识，尽管我们积累了相当多的知识，但人体基本上仍是一个未知的结构。对于人体的功能和化学构成，我们所了解的还不到 10％。

当前，临床医学的实践原则，有利于卫生体系的商业性目的。

这种体系建立在无知的基础之上，并以赢利为主导，受到严密的保护和强制的管理。尽管在人体生理学方面，我们已经有了不小的进步，但临床医学实践并未从中获益。

我们仍然离不开水

自从生命在水中形成的第一天起，水在各种生命体中的作用，就没有发生过改变。

最初，当陆地生存成为一种目标以后，生命体逐渐摆脱对水源的过分依赖，克服各种障碍进入陆地。在此过程中，人体逐渐形成了水储存系统和干渴管理机制，换句话说，身体开始适应过渡期的脱水状态。一段时间以后，这种干渴管理机制被巩固下来，直到今天，它仍旧存在于人类的身体中。

即便是现在，当人类经受压力或处于紧张状态时，人体的干渴管理机制仍然会通过水分控制来表现压力。似乎从物种摆脱水源进入陆地的那一天起，干渴管理机制就没有发生过变化。水的分配、储备以及供应都是同样的机制在发挥作用。在人体复杂的系统中，这种干渴管理机制始终处于运行状态，直到身体收到确凿无疑的信号——再次获得充足的水分为止。

身体干渴管理机制的重要特征之一，是身体机能受到严密的监控。任何器官获得的水分份额，都不会超过它自身的需要。器官获得水分的多少，取决于其运行功能和特性。和其他所有的系统相比，在获取水分方面，大脑具有绝对的优先权。

也许我们以为，茶、咖啡、葡萄酒以及其他工业饮料，可以代替身体所需的天然水，这其实是一个本质性的错误，尤其是对于每天要面对多种问题、承担各种压力的身体而言。这些饮料固然含有水分，但其中更多的是脱水因子，比如咖啡因。这些物质不仅会清除溶解它们的水分，还会清除身体额外的水分。当你喝咖啡、茶或啤酒时，身体消耗的水分，总是多于这些饮料含有的水分。假如你喝完饮料后测量一下尿液，你就会发现一个事实：你排出的尿远远超过饮料的量。在喝完热饮料后，身体还会通过另一条途径失去水分，这就是皮肤毛孔的排汗作用——它会让变暖的身体冷却下来。

人体内水的节约原则，如同社会的节约原则一样，当某种必需的物质相对匮乏时，人体也会实行一种限制性的分配体制。

当人体处于脱水状态时，它就会将当前所剩的水分重新分配。在人体内部，某些区域水分供应不足，就会发出警报，这就如同一辆汽车油量不足，信号灯就会不停地闪烁一样。当干渴管理机制发生作用时，人体仅存的水分将会得到调配，并在需要时使用，这会使人体的整体运行机制发生改变。

人体长期脱水，会导致依赖水分的机体功能暂时关闭或休眠，因为身体需要将所剩不多的水分储存起来，以便度过困难期。随着时间的流逝，身体脱水的程度越来越严重，某些器官和功能的承受力就会达到极限，因为所剩不多的水分使之难以生存。这时候，身体最活跃的组织和器官，将首先发出特定的信号，并且通知我们：身体已经进入严重缺水状态。

当身体的干渴管理机制发出一系列危机信号时，意味着身体某个区域处于干渴状态。在这种情况下，只要增加水分供应，就可以缓解不利局面。但实际上，我们获得的往往是大量的化学药物。这是一种错误而无知的做法，因为许多医生并不了解脱水的症状，不清楚水在身体里的重要性。许多内科医生错误地把脱水视为某种疾病，并且用药物——而不是水——来解决这些症状，最终的结果是：制药企业越来越富有，病人却没有得到治愈，医生面对身体出现的各种症状束手无策。

药物治疗虽能暂时消除身体缺水的各种危机信号，对人体细胞（包括基因细胞）却有害无益。长期缺水，对于我们的后代也会造成伤害。尽管为了生存，人体完全依赖复杂的水分管理系统，但它并未像储存脂肪那样，形成稳固的水分储存体系。长期脱水，会使身体机能的活跃性和有效性彻底丧失，即便是药物也不能起到任何作用，这种可怕的情形，将传递到下一代身上。如果一种疾病的根源是脱水，人体的感应机制就会遭到破坏，这样一来，在下一代人的体内就难以形成对抗缺水状态的内在机制。正因如此，哮喘、过敏症、胃灼热等疾病，都需要通过补水来进行预防。而且，不管到了哪个年龄段，了解水在身体中的功能和意义都至关重要，只有这样，在我们自己以及下一代人的身上，某些疾病才不会产生。

我们必须了解脱水的症状，并认识到这样一个事实：治疗脱水其实很简单，那就是补水——它是我们健康的保证。

在 1984 年 9 月 20 日的《新杂志英格兰医学》杂志上，帕迪·菲利普斯博士和他的 7 个同事共同发表了一篇文章，证明了这样一条结论：在同样的实验背景下，和年轻人相比，老年人认识身体缺水的能力要差得多。当老年人的身体开始脱水时，他们似乎没有感到干渴。即便血压检测显示他们的身体明显缺水，而且水源也伸手可及，但是，某些接受实验者似乎并不想饮水，他们不知不觉地延续了身体的脱水状态。1984年11月3日,《医学之窗》的一篇专题文章探讨了菲利普斯等人的实验结果,并且以其他论据支持了这一结论:在老年人那里,干渴感觉正在丧失。在1985年1月12日《医学之窗》的一篇文章中,斯蒂恩、伦德格雷和伊萨克森报告说,他们经过长时期观察发现:老年人身体水分不足的问题十分突出,每过10年时间,身体的水分平均丧失3.5~6升。对于身体所需要的水分而言,这是一种巨大的损失,而且主要是细胞内部脱水。为了从科学角度说明这一事实的严重性,我们不妨简单看一下魏茨曼医学院的埃弗莱姆·卡特夏尔斯基·卡特泽教授的一篇科学论文。文中提出了一个重要的观点:蛋白质和酶这两种物质,在低黏稠度的溶剂里效率更高。只有周围的水分充足,它们才能够高速扩散和运转。如果溶剂因细胞内缺水而产生高黏稠度,那么,蛋白质和酶在细胞内部的运转效率就会迅速降低。我们可以打一个比方:试想在一个满是孩子的游泳池里,即便你是一个高水平的游泳运动员,你还能够畅游其间吗?显然不可能。同样的逻辑也可应用于细胞内部的酶上面:只有在细胞的"海洋"里畅游,酶才能够与其他化学物质相互作用,产生理想的结果。

随着年龄增大,身体的感觉就会逐渐丧失。我们的视力越来越差,不得不依靠眼镜;我们会丧失性欲;我们的听力也逐渐减退;我们的感觉不再像以前那样敏锐,变得越来越迟钝;我们对于外界刺激愈发麻木,对于周遭的一切事物和现象,都会感到乏味和无趣。任何人在人生的某个阶段,都会出现上述情形,这是因为我们的感知系统对于外界事物的辨别和反应能力逐渐丧失,并通过明显的症状表现出来。

虽然我们不知道，感觉系统的退化通常从何时开始，并且是以怎样的方式进行的，但是，上述科学实验的结论和我本人的观察，让我确信这样一个事实：仅仅依赖干渴的感觉做出判断，等到口渴才开始喝水，只会带来严重的后果。长时间脱水，会导致生产神经传递素的"工厂"——体内的氨基酸大量丧失。

假如你体内的水分充足，将会有一个潜在的好处：它能提高成千上万的蛋白质和酶的活性，而蛋白质和酶对于生理功能的重要意义不言而喻。由于蛋白质和酶受所处自由水环境的影响，这意味着体内拥有充足的水分，就可以最大限度地预防早衰和所有感知系统的过早退化。

挑战医学界

如今，我们进入了 21 世纪，但在我看来，我们的医学实践却正在走向退化。不少人已经获知，及时为身体补充水分，他们就会拥有更好的精神状态，因此，人们开始采取措施，防止身体出现脱水现象。他们外出或锻炼时，都会随身带上水。相当多的人选择天然的饮用水，而不是碳酸饮料和含酒精的饮品。中小学现在也清醒地意识到，碳酸饮料会给孩子的健康带来危害，因此抛弃了自动售货机，这种做法在加利福尼亚已成为硬性规定，美国其他各州也正在效仿。一些研究者发现，孩子们放弃过去常喝的碳酸饮料改喝天然水后，学习成绩大幅度提高。

可是，达特茅斯医学院一位名誉退休教授却在《美国生理学》杂志发表文章指出，他并没有找到任何科学依据，证明人们不该等到口渴才喝水。这篇文章最初只是作为帖子出现在互联网上，不过随后被新闻通讯社转载，并开始大规模传播。在下半年，它最终刊登在权威的《美国生理学》杂志上，世界各地媒体纷纷报道了这一消息。这位教授的观点得到传播，就像是一场精心而刻意的安排。

我意识到，如果容许这样的观点站稳脚跟，就有可能危及全世界千百万人的健康，因为他们太容易受到媒体舆论的影响，并且轻信所谓的科学结论。因此，我写了一篇简短的科学报告，并发布在互联网上，等待我反驳的那些医学杂志做出回应。不过我敢断言，由于我的立场和当前医疗体系的商业利益相左，官方肯定不会做出坦率的反应。对我的见解感兴趣的人，可以阅读下面这篇文章，它依据的是有关脱水的分子生理学的最新成果，想必你对此有了初步的了解。

你将会在这篇文章中看到，为什么你应该重视本书有关水的信息。

等待口渴，意味着忍受疼痛和提前死亡

达特茅斯名誉退休教授、医学博士海因茨·瓦尔丁认为：这一建议——使用 8 盎司的杯子，每天喝 8 杯水，而且，不要等到口渴时才喝水——没有任何科学依据。他的观点被刊登在 2002 年 8 月的《美国生理学》杂志上，它反映出当前医学界普遍存在的误区，这一误区使美国每年要花费 1.7 万亿美元，而且正以每年 12% 的比例增长。在我看来，瓦尔丁博士的观点极其荒谬。如果按照他的话去做，口渴才喝水，就如同遭到感染的病人到了生命晚期，才获得了抗生

素一样。瓦尔丁博士的观点，依据的是一个错误前提——口渴才是脱水的精确信号。

瓦尔丁博士本人和他咨询过的某些医学同行，都没有意识到医学界的一个明显误区，而且也忽略了在医学上取得的最新成果。医学领域一直有一种错误的结论：人体的溶质是调节和管理所有功能的物质，而溶剂对于人体生理功能没有任何直接的作用。各大医学院校传授的都是这样的信息：水只是一种溶剂，一种运输手段，本身没有新陈代谢作用。这种无知和偏见也体现在其他一些研究者身上，譬如，常春藤联盟医学院的另一位著名教授也研究了肾脏的干渴管理机制，并把他的观点教授给医学院的学生和医生。但是，当我问到什么是"水解作用"，"水解作用"是否只意味着一个个水分子的简单运动时，这位教授不得不承认：科学已经证明，水是一种营养物，它在身体所有的功能方面都发挥着主导性的新陈代谢作用。

瓦尔丁博士仅仅强调肾脏的水分调节功能，这限制了他对人体"干渴管理机制"的了解。瓦尔丁博士承认，人体具有一种水分调节功能，但是，他依据的只是一种尿内分泌抑制剂——后叶加压素和抗血管紧张素的重要作用，这些物质在身体脱水时，都会参与干渴管理机制。他认为，身体失去50％的水分，就会进入脱水状态，应该等到水分损失达到这一数字时，我们的身体才会有获得某种"液体"的冲动和愿望，并由此产生口渴的感觉，补充身体损失的水分。如果是在25年前，这种观点似乎无懈可击，到了今天，这样的观点就显示出了相当大的局限性，而且，对于美国一所颇有声望的医学院而言，它既是一种耻辱，也是一大悲剧。

在相当长的一段时间内，瓦尔丁博士的观点得到了广泛传播，但他没有考虑到这样的事实：水是一种营养物质。如果人的生理功能因缺少水分，无法实现正常而充分的"自由水渗透"过程，那么，水就会丧失在机体中至关重要的"水解作用"。瓦尔丁博士还忽略了另一事实：细胞内部也会迅速脱水。在脱水过程中，细胞内66％的水分会流失，细胞外26％的水分会流失，血液中8％的水分会流失，这是血液组织运行的结果，因为血液组织需要在血管内部不断收缩，以保持循环系统的完整性。

菲利帕·M·维金已经证明，引导和控制机体内阳离子的泵送过程，需要借助水传输能量的特性，"阳离子运输和三磷酸腺苷合成作用的主要动力，取决于阳离子和多磷酸盐阴离子水化的特性和速率"。如果我们没有给身体及时供应水分，在我们感到干渴之前，体液就会凝缩和黏稠，这样，细胞内的水就会失去携带和运输能量的特性，因此，我们应该及时预防脱水，而不是等到事后补救。水在阳离子交换过程中的这种作用足以让我们认识到：我们应该时刻保持警惕，宁可让身体处于水分盈余的状态，也不能进入干渴管理机制——后者正是瓦尔丁博士给人们的建议。

魏茨曼医学院的埃弗莱姆·卡特夏尔斯基·卡特泽教授，研究了"生物大分子的构象变化"，并证实了这样的结论："在低浓度溶剂中，机体器官的蛋白质和酶能够更有效地运行。"因此，细胞内部水分的流失，将会对蛋白质和酶的运行产生阻碍作用。仅凭这一结论，就足以推翻瓦尔丁博士的观点。毫无疑问，如果我们要让所有细胞充分行使生理功能，更为谨慎的做法，就是让机体及时得到充足的水分，而不是等到身体的干渴管理机制出现，感觉口渴时才去喝水。而且，让身体去处理稍微过剩的水分，比身体脱水后去重新调节和分配水分要容易得多，并且后者还会牺牲某些重要官能。

随着年龄逐渐增大，我们对于干渴的感知力也随之下降，这也足以证明，一味等待口渴是荒谬的。菲利普斯和他的同事证实，经过24小时的脱水之后，那些上了年岁的人，并未意识到自己处于干渴状态。"我们得出的一个重要结论是：尽管那些上了年纪的试验者在生理功能上已明显产生了对水的需要，但他们显然没有感到口渴。"布鲁斯和他的同事也发现，在20岁和70岁两组年龄的试验者中，细胞内的水分与细胞外的水分比率，迅速地从1.1下降到0.8。毫无疑问，如果身体水分供应充分，并以每秒钟0.001厘米的速率在细胞膜之间完成自由水渗透，细胞内的水分平衡，就不会出现如此大的差异。只有身体经常依靠它的干渴管理机制，通过水的逆渗透增加细胞水分含量，将更多的自由水输入活性细胞中，身体内的水分平衡状态，才会出现显著的变化。

瓦尔丁博士的建议显然还忽略了其他两大科学发现。首先，干渴管理机制的产生，并不是由后叶加压素和肾素—血管紧张素导致的，因为后者仅存在于水的储存体制和细胞的强制性水化过程中。只有在钠元素、钾元素和三磷酸腺苷的泵送过程水化不充分的情况下，才会出现干渴管理机制。事实上，水可以使体内各种元素的水环境产生相应的生理梯度，使蛋白质在体内神经传递系统实现正常的泵送，如果水分不足，脑组织就无法获得必需的营养。这就是为什么说"脑组织的85%都是水"的原因——它不能忍受"干渴"导致的脱水作用，而瓦尔丁博士却认为这种脱水是安全的。

其次，瓦尔丁及其同事们应该知道，从1987年开始科学界就认定了这样一条重要结论：在身体的干渴管理机制下，神经传递素组胺的活动与阳离子交换过程的活跃性密切相关，确切地说，阳离子的活动状态，要受到干渴管理机制的影响。随着身体脱水的情形越来越严重，阳离子的分解代谢功能也会随之递减。身体的生理性和代谢性功能正常，是所有溶质具有水解特性的重要基础，只有以组胺正常的水分调节功能为前提，水才能在身体的生理和代谢功能方面，发挥积极的作用。组胺及其附属功能的活动过于频繁，就会导致身体产生干渴管理体制，进而产生各种干渴症状，其中包括过敏症和各种各样的身体病痛，比如胃灼热、偏头痛、纤维肌疼痛乃至心绞痛。组胺的活跃性增强，体内的后叶加压素、抗氧化剂以及醛甾酮也会变得活跃，血压值也会随之提高。当身体脱水时，为了将有限的水分输入活性细胞，这些物质需要获得更大的"注水压力"，才能克服细胞因水的逆渗透产生的推力作用。

我用了22年时间，研究脱水分子生理学的临床科学。现在综合我的最新研究成果，并结合医学界的重要突破，可以明确指出：组胺在水循环中，扮演着一种神经传递素的角色。另外，美国大约有6000万人患高血压，1500万人患糖尿病，1700万人患哮喘，5000万人患过敏症，超过1亿人体重超标……

我认为，所有这些患者正是由于采纳了瓦尔丁博士的建议才导致了上述结果。他们都等到身体处于干渴状态，才想到去补充水分。假如他们当初知道水是一种天然的抗组胺剂，也是一种更有效的利尿剂，那么，我相信他们的健康就不会出现上述问题，也不至于承受不必要的痛苦。

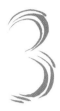

可用于未来数千年的医学原理

正如前面解释的那样，水作为溶剂，可以管理身体的所有功能，其中包括水携带的固体物质——即溶质的运动状态。这一结论是基础医学的一次重要突破，它可以使我们的医学观念发生根本性的变化。这种认知模式的变化，最终会改变医学研究的方向。

下面，我将从宏观的角度去审视认知模式改变带来的重要意义。或许这一成果需要许多年才能被广为应用，但这毕竟是一种不可逆转的潮流。这一新的认识模式可以解释许多"疾病"的成因及提供治疗方案，它将使主流医学观点显得荒谬可笑。

身体需要水的46个理由

1. 假如没有水，任何生命都不可能存在。

2. 身体出现局部缺水，首先会抑制身体的某些功能，并最终使之彻底丧失。

3. 水是能量的主要来源，它是身体的"流动资金"。

4. 水在身体所有细胞内部产生电力和磁力，它提供了生存所需的能量。

5. 水是细胞结构的建筑黏合剂。

6. 水可以防止基因遭到破坏，并使基因修复机制更加有效；不正常的基因结构将会导致相反的结果。

7. 水可以大幅度提高骨髓免疫系统的效率，而免疫系统及其功能，都是在骨髓中形成和巩固的。水也可以提高身体防癌的效率。

8. 水是所有食物、维生素和矿物质的主要溶剂。

9. 水可以使食物产生更大的能量，有助于食物分解成细小的颗粒，促使它们被消化、吸收和参与新陈代谢。这样，在消化和吸收过程中，食物颗粒能够为身体提供更大的能量，这也是不含水分的食物没有任何能量价值的原因。

10. 水可以提高身体吸收食物核心物质的效率。

11. 水可以运输身体内的所有物质。

12. 在血液、红细胞和肺部收集氧气的过程中，水可以提高效率。

13. 当水到达一个细胞时，它可以为细胞输送氧气，并把细胞产生的废气交由肺处理。

14. 水可以清除身体各部分产生的有毒废物，并把它们交由肝和肾处理。

15. 水是关节空隙的主要润滑剂，它有助于预防关节炎和背部疼痛。

16. 水可以使椎间盘成为"防震气垫"。

17. 水是最好的倾泻剂，可以防止便秘的产生。

18. 水有助于减少心脏病和中风发生的概率。

19. 水可以预防心脏和大脑的血管阻塞。

20. 水对身体的冷却（排汗）系统和加热（产生电能）系统至关重要。

21. 水为大脑行使正常功能（尤其是大脑的思考功能）提供活力和电量。

22. 水是提高所有神经传递素（包括血液中的血清素）生产效率的关键物质。

23. 水是大脑产生所有激素（包括褪黑激素）的必需物质。

24. 水有助于预防注意力缺乏症。

25. 水有助于提高工作效率，扩大注意力的范围。

26. 和所有饮料相比，水是最好的饮料，而且没有任何副作用。

27. 水有助于减少压力、焦虑和抑郁。

28. 水可以改善并恢复正常的睡眠习惯。

29. 水有助于减少疲劳，为我们提供能量，使我们更加富有朝气。

30. 水可以使皮肤变得更加光滑，并可延缓衰老。

31. 水可以使眼睛更有神采。

32. 水有助于防止青光眼。

33. 水可以使骨髓的造血机制恢复正常，并有助于防止白血病和淋巴瘤。

34. 水可以大幅度提高身体的免疫功能，以对抗感染和癌细胞的产生。

35. 水可以稀释血液，防止血液凝固。

36. 水可以减少经期前疼痛以及潮热（一些妇女在更年期，因表皮血管瞬间扩张引起的全身性热感）。

37. 水和心跳功能可以产生稀释物和水流，防治血管形成废弃物沉积现象。

38. 在脱水过程中，身体不会储存任何剩余水分，这也是你必须每天及时饮水的原因。

39. 脱水会减少性激素的产生，这是性无能以及性冷淡的主要原因之一。

40. 饮水可以将干渴感和饥饿感划分开来。

41. 水是减肥最好的手段之一。按时喝水，不用节食就可以减轻体重。因为有时你感觉饥饿时，其实只是渴望饮水，喝水可以防止多食。

42. 脱水会造成有毒物质在关节、肾脏、肝、大脑、皮肤以及各个组织空隙中沉积，水可以清理这些沉积物。

43. 水可以减少怀孕期间的晨吐现象。

44. 水可以使大脑和身体的功能协调一致，提高我们识别以及实现目标的能力。

45. 水有助于防止随着年龄增大出现的记忆老化现象，有助于减少阿尔茨海默病、多发性硬化症、帕金森病。

46. 水可以逆转瘾症——包括对咖啡因、酒精及某些毒品的上瘾。

水在身体中的主要特性和功用

1. 水是填充身体空隙的主要物质。

2. 水是血细胞循环的运输工具。

3. 水是身体内可溶性物质（包括氧气）的一种溶剂。

4. 水是细胞中固体物质的黏合剂，正如冰具有黏合效果一样，水在细胞膜中也具有黏合作用，可使不同的物质结合在一起，形成细胞膜，并在细胞周围形成保护层。

5. 大脑神经传递系统的运转依赖于神经周围细胞膜的钠和钾的快速运动。水作为一种松散而灵活的物质，与其他物质不会形成凝固，因此能够在细胞膜中自由运动，并提高化学元素的运动节奏和效率。

6. 某些元素的输送过程可以产生电能。神经传递系统的效率依赖于水在神经组织中自由的活动。水在进入细胞的过程中，会产生相应的输送频率，使钾元素进入细胞，把钠元素排出，由此产生能量。这就如同水在发电厂可以产生漩涡，并由此产生能量。但遗憾的是，到现在为止，我们一直认为，三磷酸腺苷（ATP）产生的所有能量都来自于食物，ATP可以"燃烧"并释放"热量"，"加工"细胞在化学反应过程中产生的能量，而水作为身体能量的主要来源之一，始终没有得到关注。

7. 水是平衡身体中能量和液体渗透的"中央处理器"。当水使蛋白质的泵送开始运转时，钾元素和钠元素可以与蛋白质黏合，成为"发电机的磁铁"，这些阳离子的高速运动，可以产生相应的能量，并以三种不同的形式储存在许多不同的组织区域。

这三种能量的储存形式分别是：ATP、三磷酸鸟苷（GTP）和内质网——后者是细胞质内部的一种液泡体系，可以"捕获"和吸收钙元素。每两个单位的钙元素被吸收，就会有1个单位的ATP能量在两个钙原子的结合过程中得以储存。每两个单位的钙元素彼此分离和释放，就会有1个单位的能量被释放出去（用于再次产生1个单位的 ATP）。作为一种能量储存方式，钙元素的这种吸收机制，不仅可以使身体的骨质结构成为它的"脚手架"，而且也是它的"中央储蓄银行"——这类似于你把现金投资于黄金储备中，因此，当身体严重脱水时——导致水能和电能供应不足——身体就会汲取骨骼储存的能量，所以，我认为，骨质疏松症是长期脱水造成的。

8. 我们所吃的食物都是能量转换的产品——从水分最初产生的电能特性转换而来。世间所有的生物，包括人在内，只要存活并不断生长，都要依靠水产生的能量。人体科学存在的一个主要问题就是：忽视了身体对水电能量的依赖程度。

9. 在细胞膜附近产生的电能，也会迫使附近的蛋白质彼此结合，产生相应的化学反应。

当身体完全发生水合作用时，血液通常含有94％的水（此时，红细胞就像是包含血色素的"水袋子"）。在体细胞内部，理想的水分比例应该为75％左右。由于细胞外部和内部水分比例存在差异，水才能正常地以渗透流的方式进入细胞。细胞膜中有数万个产生电压的输送单位，它们如同水电站堤坝周围产生的漩涡。流经细胞膜的水流经交汇而形成旋转效应，水流的冲击将会产生水电能量，像钠元素和钾元素这些成分，也会在此过程中实现交换，发生化学作用。

在我们的体内，只有水是自由流动的，也就是说，只有喝下足够多的水，细胞膜周围才能够产生水电能量。身体各个部位保存的水分，总是忙于各自的功能，不能够擅自"离岗"，随意流向其他部位，因此，水是能够使身体机能运转、最适合身体需要的饮料。作为一种能量来源，水具有一大优点：过量的水可以从身体排出。水产生身体需要的能量，并储存在细胞里，而过剩的水会携带细胞内的有毒废物离开身体。

如果身体处于脱水状态，细胞储存的能量就会枯竭，于是，细胞不得不更多地依靠食物产生的能量，而不是从水分中获取能量。这样，身体就会被迫储存脂肪，并动用蛋白质和淀粉储备以获得能量，因为比起储存的脂肪，身体更容易分解蛋白质和淀粉。这也正是37％的美国人体重严重超标的原因。

"水解作用"指的是身体的化合物与水发生反应，分解成两种或几种物质。水解过程主要包括：一种蛋白质分解为氨基酸；大量脂肪颗粒分解为更小的、含脂肪的酸性物质。如果没有水，水解作用就不可能发生。"水解作用"体现的是水的新陈代谢作用，身体吸收食物的营养物质之前，水自身首先需要进行分解——发生水解反应。所以，我们在食用固体食物时，首先要补充水分。

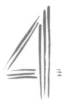

水分调节机制

　　从精子与卵子结合，形成一种单细胞物质起，这种细胞就必须分解、分解、再分解，一直分解千百万次，最终成为一种新的形态，将自身同子宫内壁紧紧结合起来。当它成长为一个可以分娩的胎儿时，细胞分解的次数，将会达到1万多亿次！要想实现如此惊人的分解次数，母亲需要严格执行有规律的饮水规则。记住：每一种新形成的细胞都必须装满足够多的水。所以，母亲必须喝下更多的水，才能够满足胎儿不断增长的需求。即使是在孩子出生后，母亲也必须通过乳汁来满足婴儿对水的需要。母乳既是孩子的一种水源，也是食物的一种来源。

怀孕初期的晨吐现象

　　根据上面提供的信息，应如何界定孕妇对水的需求程度呢？我在这里告诉你一个过去从来无人知晓的秘密：怀孕初期的晨吐现象是身体需要水的最明显的信号，这是母亲和胎儿共有的早期脱水症状，是由组胺的水调节机制导致的结果。

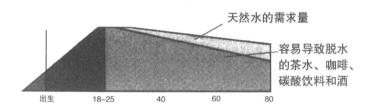

不同年龄阶段，身体的干渴管理机制

天然水的需求量

容易导致脱水
的茶水、咖啡、
碳酸饮料和酒

出生　　18-25　　40　　60　　80

图4.1：在人生不同的年龄阶段，身体的干渴管理机制，主要分为三个时期：胎儿时期，青少年时期以及成人时期。从这一图表中，我们可以看出身体对天然水的需求量，与具有脱水作用的液体需求量的差异。

　　成长中的胎儿对于水的需要，可以通过母亲的感知系统加以表达，这一重要信号把胎儿的感知系统对于水的需要，与母亲身体的水分管理机制联系起来。大多数母亲都会在怀孕的第3个月调节饮水量，这样晨吐现象就会消失。而有些母亲不会及时做出调整，使胎儿和自身继续处于脱水状态，由此可能产生灾难性的后果。

　　假如母亲在怀孕期间经常喝咖啡、茶以及各种酒精类饮料，而没有摄取足够的天然水，就会对胎儿的发育产生不良影响。在成长过程中，胎儿需要从母亲储存的资源中吸取必要的养分。胎儿最需要的养分包括：水、氧气、氨基酸，它们通过母亲的血液循环予以供应。水的摄取量以及氨基酸的构成决定胎儿的发育质量，因此，母亲需要建立合理的机制，为胎儿未来的成长和发育做好准备。

　　在发育期，母亲的生活方式会对胎儿产生重要的影响，但这一点还未得到充分认识。母亲有责任为胎儿创造健康、自然的化学环境，这样，胎儿在从单细胞到真正意义上的生命的过程中，才能始终拥有理想的成长条件。

我们将在后面了解到，身体的生理功能以及对压力的调节过程，会使身体产生一种机制，使我们立刻对预期的脱水做出反应，克服脱水造成的不利影响。脱水会使身体经受严重的压力。对于压力作用，身体会建立起某种生理和激素反应机制。母亲因压力产生的生理讯息并不能保护胎儿。影响母亲生理功能的压力信号会成为母亲自我调整的基础，并使胎儿的发育和成长受到相应的影响。

我们应该记住：母亲所有的生理机制特征，都是由身体的化学信号系统决定的。母亲对抗压力产生的信号传输系统，将有可能影响到胎儿，也有可能使胎儿产生与母亲相同的化学适应机制。

简而言之，我们不要低估母亲对于体内正常的化学环境应承担的责任，以及由此可能产生的影响。胎儿的发育和未来的行为模式都与之密切相关。母亲应该为孩子的一生做好准备。在子宫内的孩子，正在经历一种特殊的"学习生活"，将为孩子成年以后的情绪和行为模式确立基础。其实，每一种思想和行为模式都是化学信号系统形成的某种组合的结果，这种化学物质组合的释放，会使胎儿的头脑形成特定的遗传密码，因此，孕妇的生活方式会影响到成长期胎儿的化学反应。如果母亲的化学反应机制出现失衡，胎儿也不得不应付这种失衡状态。母亲的胎盘固然可以作为一种保护屏障，但身体里某些天然的化学物质会越过这些屏障——尤其是当这些物质生成于母亲体内时，它们可能以惊人的数量干扰胎儿的正常发育。

一句话：母亲体内化学反应的机制是孩子成长和发育的"模板"。

同理，母亲在怀孕期间酗酒过度，会使胎儿头脑发育不全，缺乏应对困难的能力。一个发育中的头脑需要足够多的水分。细胞壁在获取水分时会产生一种很小的喷头式的小孔，它们只容许水分通过。当水注入细胞时，其他在血清中溶解的固体物质并不会进入细胞内。细胞壁的这种特性是由一种称为后叶加压素的激素物质控制的，这种物质是身体干渴管理机制的一种介质。

事实证明，酒精会阻止后叶加压素的形成及其功能。酒精会阻止和延缓母亲体内的分泌过程和后叶加压素的化学反应。同样的情形也会出现在胎儿身上。母亲的大脑结构已经成形，但胎儿却不然。缺乏后叶加压素，会使胎儿的大脑无法正常发育，胎儿的肺功能也会出现异常，并可能导致胆囊变形。由于水在身体机制的调节和控制过程中有着极为重要的意义，所以，我们眼下将大多数胎儿发育异常的情形完全归结为基因本身的缺陷，这是一种不正确的想法。长时间脱水，也极有可能成为罪魁祸首。

婴儿猝死综合征

婴儿猝死综合征（CD／SIDS），是指那些摇篮期的婴儿在无法解释或难以预料的情况下的死亡。婴儿在睡眠过程中突然死去，这是最不幸的悲剧之一。每年美国都有 7000 ~ 8000 个婴儿，在出生几天或不到 1 岁时，就在睡眠中意外死亡。这种情形，尤其会出现在 2 个月到 6 个月大的婴儿身上。对死亡原因的诊断，通常以尸体解剖的结果为基础。

其实，呕吐牛奶时导致的窒息并不是死亡的原因；感染或感冒以及一些传染性疾病也不是死亡的原因。实际上，婴儿猝死综合征的主要原因并没有确切的结论。

我一直在思考，婴儿究竟出现了怎样的问题，才会在睡眠中突然死亡。我觉得唯一可信的解释是，身体脱水和体温上升使婴儿产生支气管炎症，这很可能是导致婴儿猝死的关键。也就是说，婴儿被衣服、被褥之类包裹得太多或太紧，而房间温度超过了身体承受的限度。我们可以把这种疾病称之为"婴儿哮喘"。即便是在能够提供治疗的前提下，婴儿哮喘每年仍能杀死数千个婴儿，原因在于，沉睡中的婴儿通常不会表现出任何异样的症状。

　　牛奶可能也是导致婴儿猝死的原因之一。母亲的乳汁与奶牛的乳汁有着显著差别。和母乳相比，牛奶更加黏稠，所含的脂肪和蛋白质更多。牛奶可以满足一头牛犊的需要，牛犊在出生后 1 个小时就能够站立，然后行走并四处跑动。而新生的婴儿在出生后最初几个月，根本无法移动身体，这也说明母乳与牛奶在天然特性方面存在显著差别。当牛奶经调配后让婴儿饮用，并作为他们唯一的水分来源时（父母们经常被告知：不要给婴儿喝水！），婴儿的新陈代谢系统就会因为需要消化黏稠的牛奶而负担过重，可能对婴儿产生伤害。

　　我在一次医学会议上了解到，对意外死亡的婴儿解剖的结果显示：那些服用了调配牛奶的婴儿出现了明显的冠状动脉局部堵塞，而那些母乳喂养的婴儿则不存在这种情形。这一重要的事实并没有为公众所熟知。

　　父母经常给婴儿服用较为黏稠的牛奶，而且在婴儿睡觉时，父母总是将他们包裹得严严实实。婴儿服用的牛奶含有的水分，仅仅可以消化牛奶本身，与此同时，水分随着婴儿的呼吸从肺部流失，婴儿的身体便会处于缺水状态，导致身体分泌的组胺数目迅速增加。

组胺也是婴儿的一种生长激素，它在婴儿体内的数目非常丰富。另外，组胺也是细支气管的一种"收缩肌"。由于摄取了牛奶和睡眠环境不够理想，再加上婴儿包裹得过紧，身体难以及时降温，这会使婴儿细支气管收缩失去平衡，导致婴儿在睡眠中悄悄死去。

因此，我们应该在婴儿的饮食中增加水的摄取量，尤其是在婴儿出生后第 2 个月到第 6 个月期间，这是婴儿猝死综合征发病率最高的时期。当然，他们摄取的水分不应过多，但在饮用牛奶的过程中以及饮用之后，都应该定时定量地补充水分。这样可使婴儿培养起对水的兴趣和需要，建立起强烈的干渴感，而且这也可以防止他们长大后暴饮暴食——人体缺水时会发出饥饿的信息，事实上你只是渴了。

童年和少年时期的水分调节机制

水对婴儿健康成长至关重要。最初，婴儿可以从母乳和牛奶中摄取水。他们也可以直接饮用天然水。生长激素和水分调节功能能够控制婴儿体内的干渴管理机制。确切地说，身体会不惜一切代价储存一定量的水分，譬如，肾脏开始增加尿液浓度，并在尿液形成的最后阶段尽可能吸取更多的水分。

随着婴儿不断生长，他们经常本能性地进入脱水状态。因为细胞数目的增加和分裂，需要消耗相当多的水。每个细胞体积的 75%都是水，对于一个成长的婴儿而言，身体经常需要水，并随时发出求水的信号。如果是用碳酸饮料或含糖饮料来满足人体对水的需要（而不是纯净的天然水），婴儿就难以健康成长，哮喘、过敏症等疾病就极有可能产生。而且有研究证明，大脑的敏捷性和学习能力与天然水的摄取比例息息相关。假如我们看到，那些本应充满活力、头脑敏捷的青少年，在课堂上总是趴到桌子上昏昏入睡，而旁边放着一瓶碳酸饮料，这就是一个信号——他们的身体处于缺水状态。只有增加天然水的摄取量，使身体随时得到充足的水分，头脑的功能才会大幅度改善。

我在一所中学举办过 3 次科学讲座。当时，我从卫生间提取了 3 杯尿液，对该所中学男生早晨排出的尿液颜色进行化验。这 3 杯尿液颜色很深，浓度很高，这是严重脱水的证明。父母应该关注孩子对于天然水的摄取量，他们有责任提醒孩子：水，对于身体非常重要。家长要避免孩子对有色饮料产生瘾症，这不是一个清教徒的说教，而是建筑在科学的基础上的。

成年人体内的水分管理机制

人体在发育成熟以后，仅仅依靠干渴感觉本身，不足以管理和协调对水的需求。这种干渴感觉之所以失效，其过程描述起来或许有些微妙，却也并不十分复杂。人类的身体经历了数百万年的进化，从离开海水来到陆地的早期祖先那里沿袭而来，仍然保留了他们的某些生理适应机制，比如，干渴管理机制，它能够更长久地摆脱对水的依赖性。尽管身体不会用类似储存脂肪的方式来保留多余的水分，不过仍可应付某些干渴期的到来。

身体的生理功能决定了我们无法摆脱对水分的依赖。干渴管理机制并不意味着我们的体细胞不需要水分，它仅仅意味着身体某些区域的水分需求度相对较低，而且并非时刻需要水分的补充。它们需要的水分比率，只要能满足其生存即可。水进入这些细胞，并不是通过自由流动，而是借助身体摄取的其他物质。对于不活跃的身体区域而言，水的摄取是通过水流的弱循环控制的，如果这一区域需要进入活跃状态，血管（循环）系统就会扩张，大量水分就会被带入这一区域。

不幸的是，今天，我们总是把干渴的感觉建立在口渴上，但口渴并不是精确的信息，它无法显示身体对于水真正的需要。我们等到口渴时才会想到饮水，这会带来严重的问题。我们采用的是一种有缺陷的身体调节机制，因此，它不能使我们的全部需要得到满足。当身体通过干渴管理机制来表达它对于水的需要时，实际上，它已经缺少了 2 ~ 3 杯水。通常情况下，我们可能只会喝 1 杯水，这样，离真正的需要还差两杯——令人遗憾的是，随着我们年龄的增长，这种差距还会逐步扩大。

干渴感的丧失

身体有能力去适应某些困难局面。食物摄取得过少或暂时性缺水，似乎会使身体产生一种适应机制，身体的核心功能可以继续运转，直到最终获取到充足的食物和水分。在此过程中，干渴感可能与饥饿感混杂在一起，因为这两种感觉在起源上颇为相似——它们都是头脑的一种低能量信号，这也是发生肥胖的主要原因之一：他们错误地以食物代替水，去满足干渴的感觉。

人们似乎都会对两种需求——干渴和饥饿做出反应，以为二者都是饥饿导致的，于是开始吃东西。在这一过程中，身体需要消化过剩的固体食物，并导致干渴的感觉逐渐占据上风，仅仅到了这时，他们才会喝一些水。这种方式，尽管不足以满足身体迫切的需要，却可以产生一种缺水的暂时性适应机制。在这种情况下，身体的缺水过程，可能会进入一种持续发展的阶段。这种新的适应机制会逐渐巩固下来。但是，这一过程，将会破坏干渴管理机制，致使身体无法通过有效的干渴感觉表达对水的长期需求。

组胺可以通过释放能量来满足身体某些极端敏感而活跃的功能，从而暂时替代人体对水的需要。通过这种方式，身体可在一定程度的缺水状态下生存。尽管如此，不管这种紧急救护机制多么有用，缺水仍会给身体某些较少使用的功能带来危害。它还会逐渐形成干渴管理机制，导致身体机能持续改变，最终引起化学物质的变化，使身体逐渐接近生存的危机状态。

组胺控制的大脑中枢，似乎能够识别进入身体的水分含量。假如有足够多的水进入身体，活跃的组胺控制中枢，就会逐渐放弃它"全职水分调节员"的职责。而且，组胺在干渴管理方面的角色和它承担的将水分进行能量转化的特性，也会跟着逐渐削弱并停止。这样，身体就会逐渐意识到，它没有进入缺水状态，因此，它开始渐渐地对口渴格外敏感。只有在这时，身体的干渴感觉才会逐步恢复正常。所以，在我看来，如果我们丧失了干渴感觉，那就是一种不恰当的身体适应机制的结果，原因是我们没有及时补充水分，致使体内水分严重不足。用通俗的话说，就是你喝的水越多，你的口渴感就会越敏锐，你喝的水越少，你的口渴感就越迟钝。

如果身体再次获得长期的、大量的水分供应，干渴的感觉又会变得格外敏锐，饮水的愿望就会跟着变得强烈。但是，请记住，细胞的再次水化过程相当缓慢——身体的细胞就像是海绵，它们会一点儿一点儿地浸满水分。所以，你不要以为仅仅喝一两杯水，就会使身体处于理想的充水状态。身体摄取的水，不会马上进入所有的细胞，即便是坚持定时摄取充足的水，细胞完全的水合过程也需要花几天时间。只有意识到脱水可能给你造成的危害，你才能正视补水的重要性，并且做到持之以恒。饮水的数量和时间都很重要，我们将在后面的章节予以讨论。

　　每个人都知道水的重要性，却很少有人知道：如果身体不能经常得到充足的水分，会发生怎样的结果？也很少有人去了解：身体处于生存的危机状态，究竟意味着什么？

　　身体是由多种系统组成的复杂结构，所有系统都要依赖于水的各种特性，才能行使它们的正常功能。如果身体没有得到足够的水，并且致使这些功能无法运转，健康就会受到破坏。假如，习惯于处理日常事务的身体突然遇到紧急情况，必须采取某种急救措施，那么，它会做出怎样的反应呢？确切地说，身体原本处于一种平衡状态，却突然要面对各种新的压力和负担，这些压力拥挤在身体的某个"通道"处，等待着获得放行，在这种情况下，身体怎样处理这种危机呢？简而言之，如果身体处于脱水状态，它会为我们提供哪些求救信息呢？这正是本书的主题。

　　身体的蛋白质和酶持续地低效运行，而且这种情形越来越严重，就意味着脱水正在给身体带来伤害。在脱水区域，细胞的功能将会逐渐减弱，直到完全丧失。身体内自由水的流失，66%来自细胞内部，26%来自细胞之间的液体，只有8%来自血液。根据布鲁斯及其同事们的研究，这种情形对我们的身体很不利。他们证实：随着年龄的增长，从 20 岁到 70 岁，细胞内的水分含量，将逐渐少于细胞外的水分含量。细胞内部的水分逐渐流失，将导致水渗透平衡被完全打破。一旦失去了这种平衡，细胞的吸水性能和储水性能将会逐步丧失。我们需要了解的一个问题是：如果在细胞的水分含量和构成上发生了这种显著变化，我们的身体会出现哪些反应呢？继续阅读下面内容，你将会找到答案。

身体脱水的信号

想象一下这种情形：将一颗饱满多汁的李子从树上摘下来，暴露于阳光下，并使之风干，它最后就会变成李子干。李子脱水后，内部就会萎缩，表皮出现褶皱，表现出干果的主要特征。脱水，会使生命体的内外结构发生改变，人和水果都一样。

人体细胞数目达 100 万亿之多。在身体缺水最严重的部位，细胞开始变皱，其内在功能也会受到影响。身体任何部位缺水，都会通过不同的信号反映出来。到目前为止，身体脱水的信号，包括我在前面描述的一部分症状在内，并没有得到充分的认识，它们往往被视为原因不明的疾病。

脱水的三种标识

◎脱水有哪些常见的信号？

◎如果水分供应不足，身体会出现怎样的变化？

◎喝多少水才"够用"？

现在，我需要公布上述问题的答案了。在此之前，你必须完成这一工作：使用大脑的逻辑思维，把可能有的先入之见抛在一边。因为，你过去了解的健康信息并未反映出水对于健康和幸福的重要性。

我认为，有三种不同的感觉系统来反映局部或全面的缺水症状。在大多数情况下，这些症状完全可以逆转，而不会使身体受到更多的伤害。

一、我们最常见的"感觉"

我们的感觉通常包括：劳累，激动，恼火，焦虑，沮丧，压抑，睡眠不足，头昏脑涨，还有，产生某种难以控制的渴望，害怕见到人群，害怕离开家……我们将在后面讨论其中的一部分感觉。

二、干渴管理机制

第二类反映身体脱水的症状，是身体干渴管理机制涉及的相关脱水症状。针对其中的五种症状，我们只要对身体的生理机制进行调整，它们很容易得到修复。第六种症状是由一系列不良反应构成的，我们将其定义为自身免疫性疾病，不过，它们也应被视为身体内部自我摧残的结果。换言之，身体长时期脱水会使身体的组织系统受到破坏。

所有这些症状包括：

1. 哮喘；

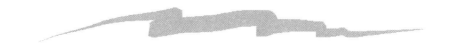

2.过敏症；

3.高血压；

4.便秘；

5.2型糖尿病；

6.自身免疫性疾病。

三、更强烈的"危机信号"

经过长期的临床和科学研究，我得到了这样的结论：以细胞内部酸性物质的数量和活动状况为基础，下列病痛，都是身体长期脱水、基因遭到潜在破坏的早期信号：

1.胃灼热；

2.胃痛；

3.心绞痛；

4.背痛；

5.风湿性关节痛，包括类风湿性脊椎炎；

6.偏头痛；

7.结肠痛；

8.纤维肌痛；

9.贪食症；

10.怀孕期的晨吐现象。

长时间脱水导致身体组织发生变化，某些器官遭到破坏以及与此相关的症状，还有其他多种类型，我们将在后面的章节逐一讨论。

最新确认的"干渴信号"

下面列出的各种感觉（其中一些常被认为是"生理性疾病"），在我看来，可能都是脱水的信号。

1. 无缘无故地感觉疲劳。水是身体能量形成的主要来源。尽管食物通常被认作是能量的重要来源，但除非食物发生水解，并在此过程中产生能量，不然，它对身体没有任何价值可言。而且，神经传递的能量来源和使生理功能运转的各种身体指令，其来源都是水分产生的电能，而后者是在神经通路及它们与肌肉和关节的连接处形成的。

2. 脸热和潮红。当身体出现脱水时，假如大脑不能从血液循环中获得充足的水分，它就会迫使与之相连的血管产生扩张。而且，我们的脸不只是支撑一双眼睛、一张嘴、一只鼻子、两只耳朵的简单器官，它是一种受体中枢，集结了大量的神经末梢，它们时刻监视着身体的环境，并且把得到的情报呈报大脑。换句话说，我们的脸是大脑的延伸，它有着高度敏感的功能，其神经末梢也需要水分灌溉，脸部血液循环加快，大脑供血量也会跟着增加。假如你见到某个人有一只通红的鼻子，一张潮红的脸——这种情形经常见于酒鬼身上——那是因为酒精使大脑出现脱水，由此导致了长时间的头痛，而这种红鼻子和红面孔就是脱水的症状，它证明当事者急需补充水分。

3. 莫名其妙地心烦，容易发火。在某一特定的时刻，容易发脾气常常是大脑能量不足而产生的一种逃避行为。给发火的人喝下一杯水，你就会看到，他们很快会平静下来，态度变得温和而亲切。

4. 产生焦虑感。假如大脑处于紧张的活动中，大脑前部的感受神经可能反映出对缺水状态的关注。作为身体的主人，我们如果因失职使大脑缺水，大脑就会通过焦虑感来表达对水的需要。显而易见，身体需要的是水，你却为它提供其他的饮料，它就不会得到满足。

5. 沮丧和灰心。身体的固定资产是氨基酸储备。氨基酸是身体的本钱，它有着多种多样的用途，其中包括神经传递。体内缺乏氨基酸意味着固定资产的流失，大脑会将这种情形解读为体内能量"严重不足"，无力承担起它的职责。脱水会连续消耗某些氨基酸，这会使我们产生沮丧的感觉。

6. 产生抑郁感。这预示着脱水已进入更加严重的阶段，此时，脱水的身体不得不消耗某些作为抗氧化剂使用的重要元素，以便应付新陈代谢产生的有毒废物——因为尿液不足，这些废物无法得以清理。这些元素包括两种氨基酸：一种是色氨酸、一种是酪氨酸，它们会在肝脏中消耗掉有毒废物。大脑产生血清素、褪黑激素、β-吲哚基乙胺和吲哚乙酸，都需要消耗大量色氨酸。上面这些物质，都是重要的神经传递素，用来平衡和协调身体的机能。如果它们的含量不足，我们就会产生忧郁感。酪氨酸是另一种氨基酸，大脑用它产生肾上腺素、去甲肾上腺素、多巴胺，这些物质都是活跃的神经传递素，如果它们的能量不足，状态低迷，就会使人产生消极和压抑的情绪。

在整理本书的过程中，我在 2002 年 5 月 7 日的《华盛顿邮报》上，读到了一篇关于抑郁症的文章，揭露了制药企业长期以来对公众的欺骗和误导。文章的题目是"对抗抑郁症，只需要一块糖"。文章告诉我们，制药企业隐瞒了一个重要的医学试验结果，目的是为了刺激 Prozac、Paxil、Zoloft 等药品的销售。试验表明，普普通通的糖块，便可以起到安慰剂的作用，对于缓解抑郁症有着积极作用。文章做出推测：糖块产生的效果，有可能对那些被大肆鼓吹的药品销售不利，而在临床实践中，不起眼的糖块，正在得到更多的关注，这对于每个月都要花时间去看医生的抑郁症患者而言，不啻为一种福音。由此可见，一个人的身体内潜藏着巨大的自我治疗的力量。医学界过去奉行的一种至上原则，现在正被我们抛到了脑后——"医生的职责就是调动病人的情绪，让病人体内的自然力产生治疗效果"。

现在，还是让我们回过头看一看，水对于精神压力具有怎样的治疗作用。我不妨引用一个读者对我的著作《水是最好的药》的评论。这篇署名 M. S.、发表在巴诺网上的帖子写道："'水'，改变了我的人生！"M. S. 经诊断患有轻微的躁狂抑郁症，在过去四五年，他一直服用锂。他根据我在书中提供的指导，借助水、盐和一些维生素治疗，不到两个月，他就能够摆脱对锂的依赖。他曾用了9 年时间去看医生，一直没有取得明显的疗效，而如今——他写道，"自从读了这本书，我的生活质量真正得到了改善"。

7. 感觉昏昏欲睡。这是大脑需要更多的水分、用以满足血液循环的信号。它可能是偏头疼的前兆——如果脑细胞水分不足，血液循环不畅，就会导致偏头痛。我们不要忘记，脑细胞经常处于活跃状态，它们会因新陈代谢而产生有毒废物。如果水分不足，血液循环就不能及时清理这些废物。脑细胞不能承受酸性物质大量堆积，大脑就会昏昏沉沉。

8. 容易失眠，尤其是老年人。身体缺水，夜里就很难睡个安稳觉。一天 8 小时的睡眠，会使身体缺水更加严重，因为人在呼吸时会造成水分流失。如果盖着厚厚的被子，水分也会通过排汗而流失。假如身体得到充足的水分和一些盐，就会立刻恢复正常的睡眠。下面这封信的作者，从我的"水疗方案"中受益匪浅。水帮助他解决了许多问题，其中包括睡眠不佳。他在信中讲述的故事，处处反映出我前面描述的因缺水导致的一系列症状。

巴特曼博士：

我的名字叫 D·H·汤姆。我在一个网友的建议下，浏览您的网站，立刻就被吸引住了。我还建立了一个专门的网友聊天室，目的是让大家都去浏览您的网站，讨论盐水对身体的益处。到现在为止，我进行了 3 周的水治疗，我可以有把握地说，我的感觉比以前好多了。我的血压降低了，心跳速率是每分钟 58 次左右。我夜里的睡眠有了改善，白天精力充沛。另外，我现在感觉平静而舒适，不再像过去那样容易忧虑。总而言之，我进行的是有意义、有价值的尝试，我对您推荐的水疗方案表示感谢，我也将继续配合您，将这种治疗方式推荐给更多的人。感谢您对他人真诚、无私的帮助。

D·H·汤姆

9. 莫名其妙地感到急躁。保持一贯和必要的耐心，对于大脑而言，是一项需要消耗能量的工作。如果储存的能量不足，它很快就会中止这项工作，导致的结果就是"急躁"。不要忘记，水会按一定的节奏和频率产生电能，随时补充消耗掉的能量。食物的能量，必须经过分子的多次转化，最终储存在细胞的"能量电池"里。即便是这一过程，也需要水产生分解作用，使食物成分变成可利用的能量来源。

10. 很难长时间集中注意力。精力要想集中于一个研究题目或课程上，大脑同样需要能量。能量缺乏，会使大脑放弃这一职责。大脑的水分供应越充足，产生的能量也就越多，记忆库里就可以储存更多的新信息。儿童常见的注意力缺乏症，就是由脱水导致的，因为他们更愿意把碳酸饮料作为首选。

11. 一个身体健康、肝脏没有任何疾病的人，容易出现呼吸短促现象，这往往也是由缺水导致的。要想避免呼吸短促的症状，应该首先喝水，然后才可以参加各种体力活动。

12. 如果你对咖啡、茶、酒和碳酸类工业饮料有着过分强烈的渴望，这是大脑在提醒你，你需要为自己补充水分。对工业饮料的过度渴求，往往是一种条件反射的结果，它把身体对水分的需要与工业饮料的摄取联系在一起。事实上，这只会使身体进一步脱水，从而给身体造成更大的压力，迫使大脑分泌出压力激素，其中包括内啡肽。内啡肽是身体的一种天然"鸦片"，可以帮助身体度过环境危机。人们总是喜欢饮用这些饮料的原因之一，是身体产生内啡肽的数量和规模，足以使他们对这些饮料愈加上瘾。咖啡因和酒精都是容易让人上瘾的物质，它们会使身体的适应性和抵抗力下降。随着身体分泌的内啡肽越来越多，最终，一个人不得不经常依靠更有伤害性的药物维持生存。所以，要想让孩子摆脱对这种药物乃至毒品的依赖，从一开始，就要从他们的饮食清单中去掉"咖啡因"这一项。

13. 梦见海洋、河流或其他水源地，是潜意识的一种形式，暗示身体需要接触水源，消除干渴。大脑倾向于模拟某种经历（尤其是在睡眠中），以此提供相关信息，提醒我们为了健康，迅速采取必要的补救措施。

梦，通常有着某种重要意义。我永远不会忘记一个梦。当时，我是伦敦圣·玛丽医院的医生，负责照料那些严重脱水的病人。我每天的睡眠时间从来都不超过三四个小时，因此，你可以想象，我的脑袋一旦碰到枕头，立刻就会睡得像死人一样。而且，我的饮食极不规律，几乎不怎么喝水。有一天，我午饭吃得很晚，吃了一盘小龙虾和一点儿蔬菜。因为当时太忙了，以至饭后没有感到任何异样。我次日凌晨上床睡觉，很快就进入了梦乡。我梦见自己坐在一艘小船上，小船在波浪汹涌的海洋上漂荡，时上时下，时左时右地摆动，完全听命于海浪的指挥。我越来越感到恶心，急于把吃的东西呕吐出来。我勉强来得及走到卫生间，把那些已经变质的食物吐了出来。我的大脑只能通过这样的方式，提醒我不规律的饮食和缺水带来的问题。大脑使我产生了恶心和呕吐的联想和想象，让我及时做好了准备。

致命的脱水性疾病

根据现代医学的前沿研究，下面这些疾病，都可视为身体的资源调节和分配系统受到影响和破坏，身体机能发生变化的结果。归根到底，它们都是身体内部自由水和其他重要成分供应不足导致的。

1. 哮喘；
2. 过敏症；
3. 高血压；
4. 2 型糖尿病；
5. 便秘；
6. 自身免疫性疾病。

如果你不能够做到每天按时喝水，也不知道身体的疼痛、呼吸短促以及过敏症等都意味着什么，你的身体就会陷入长期患病的状态。

消除自身免疫性系统的疾病并不容易，你需要了解酸碱物质平衡的重要性和脱水引起的新陈代谢的变化，例如，氨基酸、锌、镁

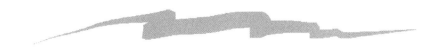

等元素不足或流失的原因，某些维生素和脂肪酸无可替代的重要性。

哮喘和过敏症

什么是哮喘？大致说来，它是支气管发炎和痉挛引起的呼吸道疾病，症状是呼吸急促，有的时候甚至会使人窒息。每年都会有几千名美国人死于哮喘。有的时候，哮喘的发作，是在每一次呼吸时，伴随不断干咳而导致的；有的时候，即使没有明显的肺部感染，人们在呼吸时，也会出现严重的气喘现象，这都是哮喘的表现。

如今，超过一千七百万美国人患有哮喘，其中大多数是儿童。我认为，哮喘和过敏症是身体缺水的一种"危机信号"。这种信号证明人体处于脱水状态，预示着身体正在发生持续的退化，最终会导致一系列脱水性疾病，甚至会导致人们过早地死亡。

经验和研究告诉我，我们的身体会发出一系列高度复杂、与干渴有关的危机信号。我们必须时刻关注因脱水而突然出现的各种症状。

解决某些健康问题，你需要做的，或许只是补充天然水，而不是其他饮料。

问题：哮喘究竟是怎么回事？

答案：哮喘和过敏症是身体脱水的重要标志。它们的治疗方式，通常是服用各种抗组胺剂药物。组胺是一种重要的神经传递素，主要负责身体的干渴管理机制，而且能够为

身体摄取更多水分。对于干渴的身体而言，它能够为现有水分建立起一种分配体制。组胺是身体干渴管理系统中最重要的一环，但是，由于我们过去对人体的认识有限，它一直被视为邪恶的角色。

当身体脱水时，组胺的数量会大幅度增加，活跃性也迅速增强，身体的水分分配系统就会发出信号，证明身体因干渴而进入危机状态。肺部释放的组胺越来越多，导致支气管痉挛和收缩。组胺在支气管内自然产生的痉挛反应，是身体储存那些伴随呼吸自然蒸发的水分的标志之一，这些水分就像是冬天里的"水蒸气"。

在脱水过程中，肺部组织更容易遭到损伤。肺的气囊内壁很薄，需要水分使之时刻保持湿润。气流通过时，会使气囊内壁的水分迅速蒸发。

身体脱水会使这些组织内的水分不断减少，除非气体的流动频率得到减缓——对于患有哮喘的人而言，这也是气流通过肺部组织并形成阻塞的基本原理。组胺会减缓气流通过肺部时的速率，迫使与气囊相连的支气管迅速收缩。

组胺也会使体内分泌出更多的黏液，其中的一部分会使支

气管出现堵塞现象，同时也用来保护支气管的内壁。当身体处于脱水状态时，组胺上述所有的活动，可以为与外部气流直接接触的、复杂的身体通道提供保护。缺少这种保护，这些通道就会变得干燥和枯竭。

在本书第九章与神经传递素有关的部分，我将进一步探讨组胺这种物质。

过敏症和免疫系统

当我们的身体处于缺水状态时，组胺会行使这样的责任——根据身体机能的优先顺序，确保体内现有水分得到合理的保存和分配。身体脱水的情形越来越严重，组胺产生的数量就会成倍增加。

如果我们为身体提供充足的水分，就会使组胺从不适合它存在的区域消失。身体得到充足的水分以后，组胺的产生及其过量分泌就会相应地得到遏制。

水与组胺的这种关系，在多次动物实验中得到过验证。这些生理科学实验让我们确信——水本身具有强大的天然抗组胺特性。

免疫系统遭到遏制

我们体内的某些白细胞对组胺非常敏感，而且能够有效遏制骨髓内免疫系统的活动状态。这些白细胞的数量，是能够刺激免疫系统活跃性的细胞数目的两倍，由于脱水可能导致组胺的数目大幅度增加，从长远看，它也自然会遏制身体免疫系统的活跃性，尤其是遏制身体的核心指挥系统——骨髓。

长期脱水，会使组胺的产生和储存数目超过正常的需要，免疫系统中组胺大量释放，将导致更多的组胺进入免疫组织，而且，由于脱水导致抗体数目减少，效率下降，这会使它们无力应付花粉和其他进入人体的外来抗原物质的侵袭。

在花粉季节，这一问题会变得格外严重，因为我们的眼睛随时会受到这些外来物质的干扰，泪腺需要从敏感、脆弱的眼角膜区域，把讨厌的花粉清洗掉。假如抗体的数量不足以消除花粉的威胁，随着水分的流失，组胺在眼角膜和鼻腔内膜的活动就会迅速增强。这是身体需要产生的天然反应。

"水流冲洗"是清除那些讨厌的花粉的唯一有效方式（仅靠抗体本身是无法做到这一点的），这也是花粉过敏症产生的原理。

假如你问我："你的意思是说，只要我喝下更多的水，就可以防止哮喘和过敏症吗？"我的答案是："没错"。

完全没错！你可以通过天然的方式解决这一问题。你不需要吃药，不需要承担任何代价，只需要饮水。水之所以能够发挥作用，是因为组胺对身体内部的水分协调和干渴管理机制意义非凡。

现在，我们清楚地知道，长期脱水是身体出现过敏症和哮喘的主要原因。我们应该养成定时定量喝水的习惯，增加水分的摄取量，让水成为一种天然的治疗方式。有些人遇到不同类型的花粉或食物，哮喘或过敏症立刻就会发作，他们更应该每天摄取足量的水，并适当加一些盐，这可以成为一种预防性手段。那些患有过敏症和哮喘的人，还可能出现其他脱水症状，如果不能做到经常性地摄取水分，满足身体的需要，他们的健康必然还会出现其他严重问题。

如果你对我的话感到怀疑，不妨读读下面安德鲁·保曼的一封信。

亲爱的巴特曼博士：

我叫安德鲁·保曼，今年42岁。但我在34岁时，就感觉自己至少是44岁的人了！

在前半生大部分时间里，我不得不与各种疾病搏斗，而现在，我每天都精力充沛，生机勃勃！我过去长期脱水，现在我知道了水的重要性。

1956年10月29日，我出生于宾夕法尼亚州泰勒市，我的父母关心我，疼爱我。我从小食用的是常规的婴幼儿食品，但却总是疾病缠身。

8岁上小学三年级时，我出现了过敏症，为此，我饱受折磨。从春季到秋季，只要接近刚刚修剪过的草坪，我的呼吸就会变得困难，眼睛又湿又痒，并且浑身乏力。

到了初中，我经常因过敏症而感到眩晕。我去看了医生，诊断的结果是：我患有过敏症和哮喘。我接受了过敏症疫苗注射，并戴上了呼吸器，但结果却变得更加糟糕。我的嘴唇总是出现干裂。我每天都会喝2~4杯咖啡，还要额外喝几杯碳酸类饮料、茶水和酒，只是白天偶尔会喝一杯水。后来，在别人的建议下开始饮用更多的水，并减少咖啡和碳酸类饮料的用量。当我将水的摄取量提高到每天2~3夸脱（1夸脱=1.101升）时，过敏症和哮喘才终于消失，我再也不需要与过敏症或哮喘抗争了。

然而，我的故事并没有到此结束，我是一个多灾多难的人。我的前半生除了患有过敏症和哮喘之外，还患有糖尿病和其他一些疾病。我不知道是医生诊断有误，还是我真的患有这些疾病。

14岁时，我出现了糖尿病的症状。我被诊断患有胰岛素依赖症，我成了"低龄化糖尿病患者"。我当时每餐都要喝各种饮料，包括含有咖啡因的饮料。我每天喝的水，只有2~4杯，而且我经常喝茶和咖啡。

糖尿病使我在随后几年多次住院，到20世纪80年代，我出现了糖尿病导致的神经异常症状，两条腿经常肿胀。多普勒电波探测器显示，我腿部有某些明显的静脉阻塞。我的腿部被注射了一种有色溶液，以进行更多的扫描和诊断。这种注射，使我的静脉血管破裂，导致肿胀的情形更为严重，我随之又患上了"静脉功能缺陷"。1994年，我被告知大约在1年后，我的双腿就要被切除。

1995年9月，我的左肋后侧的肿块变红、增大，并开始发痒。我的家庭医生将它切除，并送去化验。化验结果是，我患上了皮肤B型细胞淋巴瘤。我的背部原来只有一个肿瘤，结果很快又出现了26个新的肿瘤！我被送到一家医院，在那里被告知：在皮肤表面出现了一种罕见的淋巴癌变，而对于这种疾病，医学界没有行之有效的治疗方法。

我接受了一次镓扫描，结果显示：我的整个身体表面出现癌细胞扩张的迹象。我的背部两侧更加发白，还包括胸部的中间部位，那里以前曾切除过两个恶性黑素瘤。医生建议我接受局部激光理疗，他们说："等将来出现肿瘤时，我们也会实施激光理疗。"或者，我可以到费城做全身理疗。终于，他们对我的背部实施了激光理疗，这使我出现了三度灼伤。我拒绝到费城做全身理疗。

1995 年 11 月，我在寻找治疗方法的过程中，被引荐给了一个医生，他向我推荐了您的水疗方案，并建议我严格执行这一方案。我开始坚持增加每天的饮水量，但仍很少往水里添加盐，这是因为我接受了传统医学的一种观点，认为盐会使高血压更为严重。后来，我了解到这种观点并不正确，于是也提高了盐的摄取量。

1996 年 3 月，我又接受了一次镓扫描，检测结果显示：我全身表面癌细胞扩散的迹象已经消失。有的医生认为，这是在镓扫描过程中出现差错的缘故。然而，我的自然疗法医生以及我本人知道，这完全要归功于我得到了一种有效的治疗方法。喝更多的水，减少咖啡因的摄取量，改变饮食习惯，服用天然的药物，还有战胜疾病的坚定信念……是这些才使我走出医院，回到家中。

从那时候起，我的健康状况一直在改善。现在，我每天早晨喝第一杯水之前，都会舔食手掌里的海水盐。对于吃盐，我不再有任何的顾忌。我每天喝 1.5 加仑（1 加仑 =4.546 升）左右的水，服用某些保健类药物，吃大量的全麦食物、新鲜的水果和蔬菜。我的腰围过去是 43 码，现在是 36 码。我的体重过去是 249 磅，现在是 210 磅，而且全身都是肌肉。我的外表和气色，就像是刚到 30 岁的人。我的性能力也很正常，就像是 20 多岁的男人。

我现在不需服用任何药物，而过去，我每次至少要服用 15 种药。胰岛素的服用量，从每天 95 个单位下降到 35~45 个。我不再患有"慢性感染"或疲劳综合征。我每天睡 6~8 个小时，而不是睡 12~14 个小时。现在我很少服用抗生素，而在过去，我几乎时刻都无法摆脱它们。我也不再遭受过敏症、哮喘或胃下垂的折磨。在上一次压力检测中，那位比我还年轻的医生告诉我，我的体形比他保持得要好。高血压的状况也在改善，甲状腺结节消失了。我的睡眠比以前更好，也不再有任何严重的金属中毒的症状。

我真的捡回了一条命！

我的祈祷得到了回应。上帝指引我用天然的方法，治疗我的身体、头脑和精神。我现在拥有了全新的生活，我每天为自己提供合理的水分、盐、矿物质、营养物和全麦食品。我的生活质量正在持续改善，我现在真正有了幸福的感觉。

您真诚的

安德鲁·保曼

1998 年 11 月 13 日

如果你患有过敏症和哮喘，那你必须从现在开始，坚持长期饮水。你应该放弃那些含有咖啡因和酒精的饮料，直到身体恢复正常。那些心脏和肾脏功能正常的人，在每餐前一个半钟头左右，应该喝两杯水，而在饭后，要喝两杯半水。在增加饮水量的同时，也需要增加盐分的摄取量，以弥补尿液增加导致的盐分缺失。关于盐的更多的信息，你可以阅读本书第十二章——盐，一种永恒的药物。

前面提到的安德鲁·保曼的例子说明了这一点，他长期患有因缺水导致的各种症状，这些症状接连爆发，直至他的健康已经没有恢复的可能性。医生的建议是：过早死亡不可避免，他应该提前料理好后事。幸运的是，他偶然了解到水的治疗功能，于是，通过饮水扭转了脱水导致的各种问题，剩下的症状也正在逐渐改善。要想更多地了解哮喘和过敏症，以及那些消除了症状的当事人提供的大量证明，你不妨参阅我的另一本书：《水是最好的药》。

米歇尔·皮特今年40多岁。他从小就患上了过敏症，后来还得了哮喘，再后来他的体重开始增加，并患上了高血压。他的过敏症一度相当严重，他每次走出家门时，都要事先查明当天空气中的花粉含量。

几年前，他了解到水对于哮喘和过敏症的治疗效果，开始重新调节每天的饮水量，并不再喝茶和咖啡。当办公室里的其他人仍在喝咖啡时，他会选择喝白开水。从那时起，米歇尔从未经受过哮喘的折磨，过敏症也差不多消失了。他不再关心空气中花粉的含量。自从调节了每天水的摄取量以后，过敏症和哮喘，就从未发作过。他认为，他的健康问题已经得到了解决，包括高血压在内。

纳撒尼尔·C是一个20多岁的年轻人，从小就患有哮喘。有几次哮喘发作时，他不得不到最近的医院急诊治疗。有一次，哮喘发作过于严重，他甚至需要住院。由于害怕再次出现类似情形，他总是随身携带呼吸机并经常使用，使用的频率甚至超过了医生的规定。每天早晨，他只有用呼吸机吸上几口气，才会感觉舒服些。他不能忍受有烟雾的房间。离开呼吸机，他也不能听完任何一次商业会议，也不能像他的朋友们那样，快乐而忘情地从事锻炼。担心哮喘发作成了纳撒尼尔的心病，也使他的生活和工作受到极大的影响。

当他了解到我的研究课题是"长期脱水"以后，他想知道，哮喘可否通过水进行治疗。我告诉他，哮喘主要是由长期脱水导致的，他听了非常惊奇。他调整了每天的饮水量，减少了咖啡因的摄取，他的呼吸由此变得更为舒适而自如。他可以连续行走更长的时间，而无需药物帮助。他逐渐减少，直至放弃了呼吸机。他终于摆脱了哮喘的折磨。

J·R·史密斯是一个内科医生，他在读大学时，患上了成年人常见的过敏症和哮喘。他经常感到憋闷、窒息、甚至是昏厥，因此不得不入院接受治疗。与其他东西相比，接触猫，更容易使他的过敏症发作，而且情形非常严重。他从来不会走进一个有猫的房间。在接到任何邀请之前，他都会先问一句："你们家是否养猫？"这反映出他的身体对某些事物更容易产生过敏性反应。

有一天，他在电话里同我交谈，我注意到他一再干咳，气喘吁吁。我了解到他患有哮喘，就让他每天喝一杯水，并加上少量的盐。后来，他告诉我："也许你还记得，我过去咳嗽得很厉害，这影响了我的工作，不过，按照你的指导，我在舌尖加上几粒盐以后，咳嗽减轻了，甚至消失了。护士们也说，同我连续交谈5分钟以上，也不见我咳嗽一次，简直是一个奇迹。"

7年来，他不再受哮喘和过敏症的折磨，也能够去拜访那些养猫的朋友了。而且，他现在还使用水加盐的方式，治疗那些患有哮喘的病人。

在我看来，哮喘并不是一种疾病，而是身体缺水导致的一种危机反应。任何时候，哮喘患者如果没有喝下足量的水，哮喘就可能卷土重来。

在饮水这个问题上，你不能懒惰，也不能指望哮喘永不复发。许多病人好转以后，以为问题彻底解决了，可是，当他们终止了每天喝水的习惯后，呼吸急促的现象就会再次出现，这让他们感到震惊。

| **水这样喝可以治病**
Water：for Health, for Healing, for life

问题：为什么我的医生不了解有关水和哮喘的信息？

答案：至此为止，我与你分享的是一种全新的知识。我花了 20 多年时间研究和调查，才验证了这一信息的可靠性。它不是一种普遍的共识，各大医学院校都没有传授这一知识。

医生只是建议摄取"液体"，他们认为，你摄取的任何液体都会起到水的作用——这就是他们在医学院获得的知识，他们不了解水在人体中复杂的功能，更没有去深入探索长期脱水的原理和危害。他们更没有认识到，并不是所有的液体都有助于人体生理机制的正常运转。

那些含有咖啡因和酒精的液体，只会使我们脱水。它们不能取代人体对于水的需要。咖啡因和酒精会让肾脏将身体储存的部分水分，从身体中完全排出。

我们现在了解了哮喘的根源——脱水。假如我们让更多公众了解有关哮喘的简单知识，我相信，用不了 5 年的时间，我们就可以把哮喘从这个国家，乃至全世界的疾病清单上彻底抹去。

我为你讲述最近发生的一件事吧。我在当地一家受欢迎的电台采访节目中，探讨了脱水导致的各种并发症，期间有位女士打来电话，感谢我的一个朋友，因为我的那位朋友让她了解到有关哮喘和脱水的知识。

然后，这位女士告诉我：她有两个小孩，一个 3 岁，一个 4 岁。

两年前的冬天，这两个孩子都患上了严重的哮喘，这让全家人感到焦虑。从去年开始，她让他们每天喝更多的水，最终两个孩子摆脱了哮喘的折磨，整个冬天都没发作。她还告诉我，她的丈夫原本患有糖尿病，不得不依赖胰岛素生活，自从增加了水的摄取量以后，他的病情开始好转，现在，他每天需要的胰岛素比以前少得多。她的女儿患有严重的背痛，而且被诊断患有腰间盘变性和萎缩，她也接受了水疗方案。现在，她的病痛已经消失了。

在这个家庭中，当一个人了解了长期脱水导致的严重问题，并严格实施水疗方案以后，家庭的四个成员，都摆脱了脱水导致的严重威胁。他们意识到水神奇的治疗作用以后，就告别了一种医学上的无知，不再用化学药品来解决健康问题，因为后者不仅耗资巨大，还损坏了他们的健康。

如果一个人只是增加食物摄取量，却没有增加水的摄取，那么，他更容易患上过敏症。也许你还记得，携带了食物养分而变得黏稠的血液，在流经肺部时，会通过蒸发作用将储存的一部分水分进一步释放。

所以，患有过敏症和哮喘的人，应该养成饭前喝水的习惯，而且至少要在饭前几分钟内进行。在任何情况下，他们都不应因为摄取食物而导致体液黏稠度过高，使组胺大量并不停地产生出来。

如果孩子不能够正确调节每天的饮水量，组胺在肺部的活动，就会变得活跃。这样，可能导致的后果是：每当肺部组织随身体的生长而频繁活动时，就会出现发炎现象。成长中的孩子身体脱水，会使肺部形成过量的纤维组织，从而产生出许多齿槽突起的包囊。肺部的包囊纤维症，是一种基因失调现象，而脱水会给基因组织的排列和肺部组织的形成带来更为不利的影响。脱水也是导致支气管黏液过多、过稠的原因之一，这是肺部包囊纤维症产生的一大症状。摄取充足的水和盐，有助于稀释支气管的黏液。

对于孩子而言，细胞的生长需要水。在成长期间，75%的细胞的内部都需要储存水——这也是许多孩子在发育和成长期间，容易患上哮喘和过敏症的原因。

问题：一直等到口渴才喝水，为什么是错误的？

答案：当我们感觉口渴时，身体早已处于干渴状态。感觉口渴，并不是身体缺水的精确信号。当我们处于相对缺水状态时，身体的某种机制不会使唾液分泌受到影响，原因是我们在咀嚼和吞咽食物的过程中，总是能够依靠唾液润滑食物。

把口渴作为身体缺水的唯一标志，完全是一种误解，它使医学研究偏离了正确方向，直到今天，身体的干渴机制和病理性脱水过程，一直没有得到普遍的认识。脱水导致的严重危害，也没有得到充分的重视。

随着年龄增大，我们会逐渐失去口渴的感觉，意识不到身体处于干渴状态。长期脱水，会使老年人的心脏和肾脏遭到破坏，同时伴有呼吸短促的现象。到了这一阶段，这种现象被称为"心脏衰竭哮喘"。

那些患有心脏疾病和肾脏疾病的人，应该逐渐增加水的摄取量。如有可能，最好在医生的监督和指导下进行。他们需要确保为身体额外补充水分。如果整整两天内，身体没有生成更多尿液，就应该咨询内科医生。在没有服用维生素的前提下（维生素可能使尿液改变颜色），一个脱水者尿液的颜色通常情况下是深黄色甚至是橙色。一个人脱水的程度愈轻，尿液的颜色也就愈淡。

哮喘病人若想进行体育锻炼或者从事劳累的工作，应该在锻炼之前及时补充水分，同时要停止饮用含有咖啡因的碳酸饮料。

他们应该减少橘子汁的摄取量（不要超过两杯），因为橘子汁中含有相当多的钾，饮用过多的橘子汁，就可能导致哮喘发作。身体对水的需要，不能完全以橘子汁或牛奶代替。

不过，无论如何，你都不可马上终止药物的使用。你应在服用药物的同时，逐步增加水的摄取量，直到身体对药物的需要逐渐减弱。

要经常咨询医生，并在医生的配合下，逐渐减少医嘱规定的吸入剂和抗组胺类药物的服用量，直到不再需要它们为止。对于那些患有顽固性药物依赖症的人们而言，增加水的摄取量，会改善他们对药物的反应，使身体恢复到正常状态。

至于水的种类的选择，只要自来水不含铅、汞、除菌剂、杀虫剂以及其他危险性的化学物质或细菌，都可以满足你的需要。而且，不管你走到哪里，随时都可以获得。

你不用担心水的硬度，溶解在水中的钙，可能对你的身体更有利，因为它有助于满足身体对钙的需要。如果氯气的味道太强烈，就打开水壶的盖子，把水在空气中晾上一段时间，用不了半个小时，氯气就会蒸发掉，剩下的就是略微发甜的味道，你完全可以放心饮用。

提倡饮用蒸馏水的说法，在时下越来越流行，出现这种情形的原因之一是蒸馏水的生产者为了商业目的，大肆推销蒸馏水而不是自来水，但我是实在看不出，为什么我们也要人云亦云地选择蒸馏水。假如你不能确认当地自来水水质，我可以为你提供一个好主意：在你家厨房的水龙头上，装上一个固体炭过滤器即可。

饮水量的增加，可能导致身体产生更多的尿液，与之相伴的是盐分、其他矿物质和可溶性维生素开始流失。每天为身体补充维生素是必要的。如果你经常抽筋或腹绞痛，你应该考虑，饮食中的盐量是否满足身体的需要。对于哮喘和过敏症患者而言，摄取盐分是治疗的重要组成部分。盐有助于肺分泌的黏稠溶液迅速排出，并阻止鼻涕的过量分泌，当然，前提是你要饮用充足的水。盐可以分解黏液，使黏液变得更加稀薄，产生更多的纤维质，而在及时为身体补充水分的情况下，水也有助于黏痰的释放。

我对于哮喘患者的建议是：假如他们的哮喘可能随时发作，或正在发作过程中，最好喝下 2~3 杯水，然后往舌尖放上一点儿盐。

水和盐会通知大脑（尤其是对于哮喘患者来说）：身体因脱水而流失的盐分已经进入体内。大脑会立刻向支气管发出指令，使之放松下来，这样呼吸也会变得顺畅。在盐到达肺部的过程中，它会在支气管内迅速溶解和释放，让黏膜变得更稀薄，使它们更容易被运走，不过，其中的一个前提是：你必须为身体补充充足的水。食用较多的盐而缺少足够的水，就会产生相反的结果——它会导致支气管迅速收缩。

综合上述信息，我们也可以知道为什么黏痰总有咸味。想让呼吸通道保持顺畅（包括在你患上感冒、鼻腔呼吸不畅的情况下），盐起着关键性作用，它有利于鼻腔和鼻窦黏液的排放，也可以阻止过敏反应导致鼻涕过多的现象。

血压和脱水

在心脏舒张和收缩的双重作用下，促使血液在心血管系统内流经身体各处的压力，称为血压。这种压力来自两个方面：一种是心脏舒张产生的压力。这种在动脉内部产生的长期性、基础性的动力，会使血管处于饱满状态并承受压力作用。在血压测量仪器上，它处于刻度表最低的位置。通常说来，理想的数字指标在 60 和 90 之间。血压的第二种动力来自心脏收缩，它使静脉内的血压迅速上升。这种压力的产生，是心脏迫使心室的血液进入充满血液、承受压力的静脉系统时，心脏左侧部位发生收缩作用的缘故，通常的血压范围在 90 和 130 之间。换句话说，在正常情况下，正常的血压范围（心脏收缩血压／心脏舒张血压）在 90 ／ 60 和 130 ／ 90 之间。

这两组数字的意义非同寻常，它意味着静脉内血液产生新的流动过程以后，可以防止血液较重的成分在血液停滞区域出现沉积现象。它也意味着血压的增加可使某些纯净的血清从毛细血管小孔泵射出来，进入肾脏的过滤区域，使血液得到净化。心脏舒张产生的血压的作用之一，在于身体所有血管都可被填满，保证血管不会出现干枯迹象。

如果心脏舒张血压的指标远远超过或低于正常范围，血液循环就会出现问题。假如血压超过正常范围，意味着心脏将血液泵入循环系统的过程中，将承受更大的压力。在短时间内，这不会导致严重的后果，但是，假如心脏每分钟跳动 60 — 80 次，而且每天如此，你的心脏就会相当疲劳，血管也会承受剧烈的撞击，它们不得不增加自身厚度，并且变得缺乏弹性，以此承受血液周而复始的冲击。心脏输送血压远远低于正常值，就会影响血液循环，尤其是大脑的血液循环。通向大脑的静脉血压不足，意味着到达大脑中枢的氧气量供应不足，结果将使我们头昏脑涨，无法集中注意力。在低血压的情况下，如果你突然站起来，就会立刻感觉眩晕，为什么这些情形会出现呢？

只有两个字：脱水！

高血压

大约 6000 万美国人患有高血压。血压高于正常范围，可能有多种原因，根据我的研究结果，最普遍的原因是身体逐渐形成的脱水机制。这种类型的高血压可以称为"原发性高血压"。患有这种高血压的人群中，相当大的一部分通过服用某些药物，来处理身体脱水的症状。他们没有意识到，这种症状与每天饮水量不足或者摄入不适合的液体有关，坚持服用制药企业生产的某些药品，只会缩短他们的寿命。

只要我们转换认知模式，就可以从新的角度看待高血压，尤其是所谓的原发性高血压。我们确信，血压逐渐升高是身体长期缺水

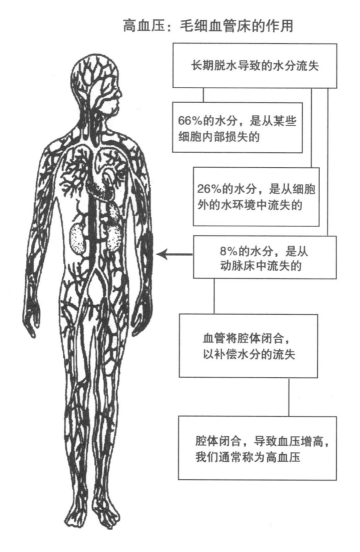

高血压：毛细血管床的作用

长期脱水导致的水分流失

66%的水分，是从某些细胞内部损失的

26%的水分，是从细胞外的水环境中流失的

8%的水分，是从动脉床中流失的

血管将腔体闭合，以补偿水分的流失

腔体闭合，导致血压增高，我们通常称为高血压

图表 6.1：全身各处的血管系统有选择地关闭腔体，以适应血液的流失。血液流失的一个主要原因，是身体水分的大量流失，或者因为干渴感觉的丧失，导致水分供应不足。

的标志。血管的一大主要功能是适应血液含量周而复始的波动，并为身体组织提供需要的养分。血管壁上有许多小孔或腔体，它们时而张开，时而闭合，以适应内部的血液含量。当身体的水分流失时——确切地说——当身体摄取的水分不足时，66%的水分都是从某些细胞内部损失的（此时，原本像李子一样的细胞开始变得像是李子干），26%的流失发生在细胞外部的液体环境中，只有8%发生在血液循环的过程中。为了适应8%的水分流失，循环系统会自动收缩——起初，外围的毛细血管开始闭合，最终，更大的血管将血管壁绷紧，以此保证血管内部充满血液。

血管壁的绷紧使静脉血压明显增加，这被称为高血压。如果血管在留有空隙的部位没有收缩，血液中的气体就会溢出来，填补这一空隙，导致气塞栓的形成。血管对于血管系统携带的水分适应机制，体现了水力学的原理：身体的血液循环系统运用了最先进的设计模式。

过滤系统的"注水压力"

血管收缩的另一个主因是为了把静脉系统的血液挤压出去，这样，水分就可以过滤出来，注入身体某些最重要的细胞内。比如，当脑细胞血管壁绷紧后，就可以为身体逆向渗透系统提供必要的动力。这种逆向渗透系统，是让活性细胞得以存活的危机处理程序。通过细胞膜的"莲状喷头"——一簇簇小孔，水分可以有选择地被泵送到身体的某些细胞内。心脏舒张和收缩产生的血压值差异，可以描述在正常情况下，泵送到身体某些活性细胞的水量范围。随着身体脱水状况越来越严重，将水分过滤并注入活性细胞的血压，将会进一步增加。身体的水分越少，为活细胞补充水分的血压就越高。

这一机制的原理简单易懂：当身体内部系统承受某种压力时，或者说，随着脱水机制逐渐形成，组胺开始迅速释放以后，后叶加压素（一种抑制尿分泌的激素）开始分泌。某些细胞对后叶加压素非常敏感，一旦细胞膜的后叶加压素接触到这些细胞，它们的底部就会产生带有无数小孔的"喷头"似的管道，血浆将会填补这些管道。血浆蕴藏的水分随之渗入这些小孔，而这些小孔让水分子一个一个地通过管道。这时候，后叶加压素——正如它的名字本身暗示的那样——将会导致周围的血管在压力下缩紧，并且促使血浆和水分从血管空隙滤出，这是水分经挤压过程而滤入细胞内部时必需的过程。

肾素—血管紧缩素系统

与脱水和组胺产生相关的另一种水分调节系统，是大脑的肾素—血管紧缩素（RA）系统。RA系统的产生，是形成干渴管理机制、增加水分摄取的组成部分，它也会导致血管出现一定程度的收缩，并被认为是产生高血压的关键原因。RA系统在肾脏内的作用非常重要，它可以增加尿液浓度，并在肾脏产生尿液时保证水分供应。当肾脏意识到水分不足时，它会启动内部的RA系统，这样更多的水分就会参与尿液生成过程。RA系统还会提醒身体增加盐的摄取和保存，直到体液实现平衡为止。大脑有一种独立的RA系统，当水分不足时，大脑中枢就会意识到这种情形，由此变

水渗入细胞膜的过程

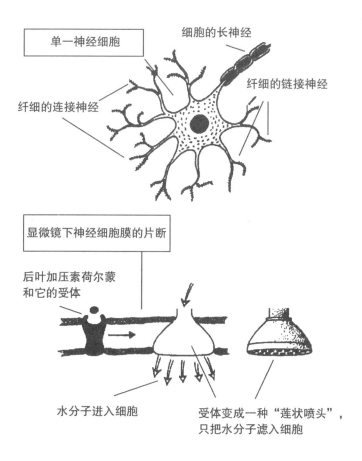

图表6.2：上图展示的是一个神经细胞，它的细胞膜以及后叶加压素受体。后叶加压素受体可变为一种"莲状喷头"，只容许水分滤入细小的孔隙。这一图表是反渗透机制的一部分，身体利用这一机制，将吸收的水分输送到活性细胞中。

得活跃起来，产生神经传递素——组胺，而组胺会促使大脑的 RA 系统运转。

当身体的细胞内部脱水时，血压就会立刻升高，这会让身体保存更多的盐分，因为盐分是逆向渗透过程运转的重要组成部分。身体会以"水肿液体"的形式，四处搜集水分，通过水肿液体，自由水分子可被滤出，然后注入活性细胞。在医学界，至今仍未意识到身体细胞内部脱水与 RA 系统生理机制的关系，我们顶多只是注意到，细胞外部环境的水分显著增加，并由此做出推论：体液的保存和血压的升高，是由于 RA 系统导致的病理过程。但是，我们却没有意识到，这一过程是调节活性细胞（诸如脑细胞、肝细胞、肾脏细胞、肺以及其他重要器官和腺体细胞）内部脱水的适应性措施。

这一化学过程包含血管紧缩素转换酶（ACE）。在三个阶段中，酶会产生血管紧缩素Ⅲ——这种化学物质能够让身体保留更多的盐分。额外的盐分，将会保存在身体组织多余的水分中。要想终止这种盐分保留机制，就必须为身体补充足够的水分和某些盐分，使细胞内部和外部液体实现平衡。身体需要的盐，应该是未经提纯和精炼过的海水盐，这种盐包含的其他活性物质，可以附着在水分子上，与之一道滤入细胞内部，并在细胞内部迅速扩散。

当水可以自由流动时，它在细胞膜内的扩散非常迅速，不需要更多外力的作用。它在细胞膜内的扩散速度，通常被认为是 0.001 立方米 / 秒，这是相当快的速率。水在肾脏部位自然而匀速地扩散，乃是水可作为一种天然利尿剂的原因——它远比现在使用的化学利尿剂有效得多。在我看来，让患有原发性高血压的人服用利尿剂，只会给病人的健康造成严重影响。

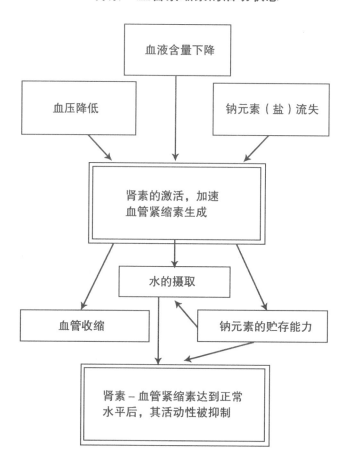

肾素 – 血管紧缩素的活动状态

血液含量下降

血压降低

钠元素（盐）流失

肾素的激活，加速
血管紧缩素生成

水的摄取

血管收缩

钠元素的贮存能力

肾素 – 血管紧缩素达到正常
水平后，其活动性被抑制

图表 6. 3：这一示意图描述了身体促进或抑制肾
素—血管紧缩素生成的生理过程

水可以增加尿液的生成。身体储存的过多盐分，会逐渐通过尿液排出，这也是水是最有效的充血稀释剂和水肿清除剂的原因。你通过饮水稀释血液，就不必完全依赖逆向渗透过程和 RA 系统来使水分进入活性细胞（包括肾脏组织在内——它们需要增强血液的黏稠度），从而迫使有毒废物排出体外。身体不会使多余的水保存在组织中，使之成为"蓄水池"，并在需要时把水分进行过滤，注入组织的活性细胞中——这也是一旦身体长期脱水，就会导致原发性高血压的原因。

　　由于血压的逐渐升高与年龄有关，而且在过去似乎是不可避免的，所以，它被称为"原发性高血压"。医学界始终没有认识到，随着我们年龄增大，干渴机制逐渐缺失，才是长期脱水并导致高血压的关键原因。

　　因此，每天增加水的摄取量，食用含有其他矿物质的海水盐，可以消除这种症状。眼下处理高血压的方式，就像是一种犯罪。假如一个高血压患者的肾脏功能完全正常，却要让他服用利尿剂，这是十分荒谬的做法。身体需要通过储存的盐分将自身的水分保留下来，你却对身体的天然机制这样说："不，你并不理解。你必须吃利尿剂，把水分排出去。"服用利尿剂并减少体内的水分含量，意味着我们是在降低逆向渗透系统的效率，而恰恰是这种系统，可以把水分输送到大脑以及体内其他重要的细胞。水本身是最好的天然利尿剂。我们应该记住，与高血压有关的多种症状，包括冠状动脉、血栓症和间歇性中风，其实都是长期脱水的结果。长期脱水不仅会给我们带来痛苦，而且将会减少我们的寿命，利尿剂只会助纣为虐，使这种情形更为严重。

卡车司机吉姆·鲍伦是一个相当风趣的人，他接受过飞行员训练，曾在一家航空公司工作过。后来，由于严重的高血压，他只能被束缚在地面上，再也不能驾驶飞机了。就在这时，他尝试了水疗方案，轻松地将血压降低了下来，而且不再像过去那样经常服用化学药品。他天生富有好奇心，善于学习，对于细节有着惊人的记忆力。他把有关水的特性和治疗信息，都牢牢记在心里，并决心教育和帮助其他人。

现在，鲍伦是水疗方案的"旅行推销员"，他驾驶着一辆卡车，走遍美国的各个地方。他在卡车中转站或通过内部无线电通话系统，与其他司机交流。当司机们感到疲劳、昏昏欲睡时，他建议他们马上喝水。他让他们放弃含有咖啡因的咖啡和碳酸饮料，而是用水代替。他告诉他们，按照相应的比例，在水中增加适当的盐分，更能满足身体的需要。他每个月都会购买价值数百美元的书和录像带，送给那些需要这方面信息的人们，改善他们的身体状况。他会在沿路经过的教堂和修道院停下来，将他的经验和体会告诉牧师，把书和录像带送给他们，让教区居民共同分享。他帮助过成千上万的人，让他们了解到水在生活中的重要性。

下面所附的，就是他写给我的一封信。

亲爱的巴特曼博士：

真的是感谢您！

1997 年 6 月，我发现了水和盐对于人体的重要性。当时，我没能通过商业飞行许可证换证体检，我的血压在静止状态时是 230 / 110。我只能待在地面上，并且需要去看私人医生。医生对我说，我得服用降血压药物，但我决定不吃任何药物。

这次体检使我受到了打击，心情一直很郁闷，我的血压一向都是120／80。我用数周时间尝试了多种方法：大蒜、草药、维生素、锻炼、冥想，但血压始终是180／100。这时候，医生又给了我第二个建议，他对我说，如果不坚持吃药，我的心脏就会增大，用不了多久，我就会心脏病发作或者中风。

我回到家里，更加郁郁寡欢。我不能接受刚刚到54岁，就成了老年人这一事实。我把处境告诉了一个朋友，这个退休按摩师向我推荐了您的著作（《水是最好的药》）。他把这本书借给我，让我在一周时间内摆脱所有的咖啡因饮料，每天喝10杯水，还要在食谱中增加半勺盐。

我看着他，怀疑他是不是大脑有问题。我已经许多年没有吃盐了！感谢上帝，让我读到了您的书。感谢您，巴特曼博士，还有李·霍布森博士，感谢他的慷慨和为我花的时间。

我的血压现在是117／75，我从来没有吃过药。我今年58岁，精力充沛。我不再像过去那样，经常感到头痛和背痛。我的胃肠功能很正常，也没有便秘。

吉姆·鲍伦

加利福尼亚，英迪奥市

关于血压的方方面面，我可以叙述得更多，但最重要的是："原发性高血压"是长期脱水的一种症状。要解决体内的脱水问题，使尿液排出的水分得到补充，你需要调整每天的水分摄取量，并补充足够的矿物质，高血压症状自然就会得到纠正。整个过程就是这么简单！脱水会给人体造成刺激和压力，并且使血压升高，这是目前为止，产生高血压最常见的原因，而这种情形，正出现在 6000 万美国人身上。不过，有时候，还会偶然出现其他导致高血压的情形——某些不活跃的化学元素和生理机制，同样会使体内化学物质对血液产生压力。这些情形相当罕见，通常需要全面体检，才能够得到确认。

盐和高血压

科学杂志最近发表的几篇论文，对这样一种观点提出了质疑：盐对那些高血压患者是有害的。1995 年，阿尔伯特·爱因斯坦医学院的 H·阿尔德曼博士及其同事们，在《高血压》杂志上发表文章指出，那些盐分摄取被限制在低水平上的人，与经常吃盐的人相比，更容易死于心脏病发作或中风。1997 年，位于波特兰的俄勒冈医学院肾脏学系的大卫·迈克库伦博士，在《美国营养学期刊》上发表了一篇文章——他在试验中发现，每天摄取充足的钾、钙、镁和盐不仅不会使血压上升，而且实际上会使血压下降。这篇文章验证了我的观点，即人体细胞内部和外部的水量，需要处于平衡状态。记住，盐可以调节细胞外部的水分含量，钾、镁和钙这些矿物质可以平衡细胞内部的水量。

你还需要记住：水、盐、钾、镁、钙这五种元素，对于细胞内部的能量调节至关重要。水可以使钾和钠进入蛋白质内，产生水能和电能，它们可以满足身体通常的需要，而多余的能量会转化成可以使用的储存性能量，以便在紧急时刻使用。在骨骼内部和细胞的内质网中，身体吸收的钙可以与其他钙元素结合，每一次结合形成的钙原子，可以产生并储存 1 个单位的能量，在必要时可以派上用场。镁通过三磷酸腺苷，也能够积攒起多个单位的能量。

你已经了解了原发性高血压的秘密。要避免这一症状，你每天需要喝足够量的水，这样，尿液的颜色就会变淡。在你的饮食中，应该包含 3~4 克的盐，1 克左右的钙，400~800 毫克的镁（尽管多于官方公布的饮食标准，但大多数人严重缺镁，他们需要立刻纠正这一问题），以及 2000~4000 毫克的钾。对于钾，我们更容易从某些钾元素含量较高的食物中获取，比如葡萄干、马铃薯、鳄梨、利马豆、豌豆以及其他豆类食品、西红柿、花椰菜、香蕉、面包、橘子、葡萄、牛奶、鸡蛋和干酪。实际上，你吃的所有食物中都有一定量的钾元素，但你需要吃钾元素含量更高的食物：水果。

如果你不吃海藻、麦麸、麦芽、杏仁等镁含量较高的干果，也不吃绿色蔬菜，那么，你每天应该摄取镁元素较多的保健品。至于钙，你可以通过进食下列物品，满足身体的需要，它们是：海藻、干酪、芝麻、豆腐、糖蜜、扁豆等豆类植物、无花果、杏仁、白菜叶、豆瓣菜、芹菜、酸奶、小虾、花椰菜、牛奶、橄榄。那些需要减肥或者无法做到膳食平衡的人，应该通过服用其他营养物，摄取这些矿物质。

碘是液体在体内发挥均衡调节作用的重要元素，它是甲状腺产生甲状腺素（甲状腺的主要激素）的关键成分，而且似乎正是甲状腺素这种元素，才能促使细胞产生活性蛋白质，而后者可以调节细胞内部和外部的钠元素、钾元素和其他矿物质的平衡，并在此过程中产生能量。随着钠和钾在细胞膜周围的活动，水可以通过运动来平衡细胞内部和外部的渗透压力，其他运送矿物质的泵送过程，也会按部就班地调节细胞内部镁、钾和钙的含量。

在盐被加入碘之前，许多人因为碘元素缺乏，导致脖子出现甲状腺肥大，医学上通常称为"甲状腺肿"。碘元素缺乏引起的主要并发症是顽固性水肿，医学上通常称为黏液腺瘤，其他主要症状是皮肤干燥、头发脱落、记忆力降低、容易疲劳、昏昏欲睡以及肌肉组织的功能衰退，因此，碘对于健康和体液的平衡极为重要。

有些遗憾的是，我后来发现，未经提纯的海水盐并不含有充足的碘元素。考虑到海水盐具有多种重要微量元素，我过去只食用海水盐，却很少食用某些含碘食物和多种维生素，我以为这样也可满足身体的需要。有趣的是，我一直忙于与他人分享我的研究成果——水在身体机能中的作用，却没有意识到自己的健康也出了问题：我意外患上了碘缺乏症，不过并不严重，没有导致脖子出现甲状腺肿。尽管如此，我的胸部常有不适之感，而且有时感到呼吸急促。

后来，高分辨率的 CT 扫描显示，我的胸部出现了大面积甲状腺肿，它们压迫着我的气管，甚至使之变形，这是 3 个月以前的事情。我食用干海藻。调节碘元素的摄取量，并且每天服用多种维生素，这样，我的呼吸问题逐渐消失了，水肿不见了，我不再感到乏力，精力变得越来越充沛，睡眠很快恢复了正常，血压也回到正常水平。身体出现好转，是因为我知道，看似不起眼的碘，在身体生理功能方面意义重大，因此，我才按照上面的方式，调节了关键性矿物质的摄取量。

不过，我还是要给你一个忠告：碘的摄取量不要过度，不然可能导致其他问题。

糖尿病

糖尿病可能是大脑缺水的结果，在这种情况下，大脑的神经传递素系统，尤其是血清素系统会受到影响。当身体缺水时，大脑自身的特性将自动封堵葡萄糖的出口，这样，它就能够保留住必需的葡萄糖。身体长期脱水时，大脑不得不更多地依靠葡萄糖作为能量来源。它不仅需要更多的葡萄糖提供能量，而且还需要葡萄糖代谢作用转化成水分。在大脑经受压力的情况下，85％的能量完全是由糖提供的，这也是承受压力的人喜欢吃甜品的原因。尽管其他细胞都需要在胰岛素的作用下，从细胞壁中获取葡萄糖，但大脑并不依赖胰岛素。

大脑天然的设计结构，似乎可以调整身体的生理机制，当身体缺水时，大脑可以增加血糖的含量。糖的含量增加了，身体才能保持渗透机制的均衡。大脑自我恢复的方式，似乎与医生救助病人的方式完全一样——医生借助含糖和盐的静脉注射液使病人恢复活动。不过，这会产生一个重要问题：当身体水分不足时，身体的盐分代谢机制（包括钠元素和钾元素）将会受到不利影响。同时，脱水还会使大脑中的色氨酸耗损严重。

我们早就知道，在糖尿病患者身上，大脑的色氨酸平衡机制受到了某种破坏，其含量会显著降低，色氨酸负责调整身体摄取的盐分，盐分负责调整身体细胞外部的水量。当身体因色氨酸不足导致盐分储存降低时，身体内部以及细胞外部蓄水的责任，就会落到血糖身上。为了完成这一新的任务，并且平衡盐分的不足，血糖含量就会上升，这一过程是那样简单，几乎使人难以相信。

前列腺素 E 是组胺的一种介质，它在水分分配体制中非常活跃。这种化学物质，会抑制胰腺内部产生胰岛素的细胞组织。胰岛素分泌不足，身体主要的细胞就无法获得充足的糖分和某些氨基酸，钾元素会停留在细胞外部，钾元素所携带的水分也不会进入细胞。在这种情况下，身体细胞无法获得水分和某些氨基酸，并由此逐渐遭到损坏，这也是糖尿病成为许多相关疾病根源的原因。

眼下，医学界倾向于接受这一结论：基因发出的特定指令，才是导致糖尿病的原因，尤其是对于年轻人而言。然而，需要记住的一个重要事实是：DNA 结构是由蛋白质结合在一起形成的，而蛋白质会把水作为最主要的调节者，并执行水下达的多种指令。水是体内所有蛋白质发挥功能的"公因子"，水有助于形成稳定的 DNA 机制，因此，对于糖尿病患者而言，基因的生产者，未必是疾病产生的根本因素，确切地说，可能正是长时期脱水对身体生理机制造成的破坏，影响了 DNA 的记录系统，并由此产生消极的后果。

胰腺：糖尿病患者的受损器官

产生胰岛素的器官——胰腺，直接参与身体各个区域水平衡的调节过程。每个细胞内部储存的水分，都由进入细胞的钾元素进行调节和维持。胰岛素是迫使钾元素（以及氨基酸）进入细胞的重要媒介。如果钾元素停留在细胞外部，并处于循环系统中，当它达到某一阈值以后，就可能使心脏产生不规则跳动，造成心脏病突然发作。因此，胰岛素也可以调节细胞内部的含水量。它完成这一职责的方式，是迫使钾和糖分进入那些外部膜壁对胰岛素敏感的细胞内部。

胰腺还承担着另一项重要职责：它必须从某些细胞中积累水分，将这些水分与它产生的重碳酸盐和胰腺酶混合在一起，然后把这种混合物分泌到肠道内，中和那些从胃部进入肠道的酸性物质，由此开始下一阶段的食物消化过程，而这种混合物称为水化重碳酸盐溶液。

胰腺在水分配机制中的作用

如果身体的水分供应不足，进入肠道细胞的水化重碳酸盐溶液，可能因数量不足而无法中和肠道的所有酸性物质，因此就不能够完成食物消化过程。为了确保胰腺至少可以运转一项功能，要么是胃酸不再进入肠道，要么是让大量水分进入胰腺。由于脱水作用，胰岛素分泌的数量跟着减少，这会使水分和其他营养物质无法滤入身体其他组织的细胞。这样一来，更多的水分可以通过血液循环系统进入胰腺内，产生出水化重碳酸盐溶液。与此同时，如果胰岛素的数量越来越少，不足以让充足的水分和营养物质进入细胞，细胞就开始萎缩和死亡，这正是糖尿病引起的衰退过程的生理机制。

在消化不良的情况下，酸性物质会在胃部不断积累。而且，胃部和肠道之间的环状肌肉可能将缝隙完全关闭，因此，任何物质都无法进入肠道。在胃部将负荷物挤入肠道的过程中，胃部收缩的次数越多，环状肌肉的收缩就越紧。只有极少一部分负荷物能够被释放出来，进入肠道。经过一段时间以后，环状肌肉内部就会产生溃疡。在这种情况下，全部酸性负荷物都无法进入肠道，胰腺分泌的水化重碳酸盐溶液也会大量减少。

如果某个人患糖尿病，胰岛素将水分注入细胞的活动就会停止。完成这一过程，只需要两个简单的步骤。第一步是可逆性过程，就是阻止产生胰岛素的细胞继续分泌。这种类型的糖尿病，称为非胰岛素依赖型糖尿病或 2 型糖尿病，而患者的胰腺仍然具有分泌胰岛素的能力。第二个步骤程度更为激烈，而且是不可逆转的，那就是身体会产生摧毁生成胰岛素的细胞，不仅摧毁细胞核，细胞的 DNA 也会被彻底分解，以至最终失去产生胰岛素的功能，这种类型的糖尿病被称为胰岛素依赖型糖尿病或 1 型糖尿病。

2型糖尿病

这种类型的糖尿病，通常是可以逆转的。当分泌胰岛素的细胞暂时被前列腺素抑制时，借助于某些化学介质，可以克服这一问题，使胰岛素继续得以分泌。

对于这种类型糖尿病的治疗不是通过注射胰岛素，而是采用一种更为简单的治疗程序：通过服用一种药片促进胰岛素分泌，通常是每天一次，每次一片。

这种药片，一般为上了年纪的糖尿病患者所使用，它不适用于年轻人。这些药片具有某些副作用，其中包括：血液细胞数量和构成异常，引起黄疸病、各种肠胃疾病、肝功能问题以及皮疹。过量服用这种药片（尤其是在长期服用的情况下），还会导致血糖过低乃至出现昏迷。对于患有肝病和肾功能异常或衰竭的病人而言，使用类似药物，具有一定的危险性。

2型糖尿病最好的治疗方法，就是将每天的摄水量调整到不少于两夸脱，还要增加盐分的摄取。对于这种糖尿病，由于前列腺素 E 的作用，身体虽能产生一些胰岛素，却无法将它们分泌出去。如果我们为身体增加水分，调整饮食和矿物质的摄取量，通常可以扭转这种局面，而身体对于高血糖的需要，将会随之减退。

1型糖尿病

假如产生胰岛素的细胞的 DNA 遭到破坏，糖尿病就可能永远难以治愈。这种糖尿病患者，身体产生胰岛素的能力已经丧失。如果前列腺素 E 在血液循环中停留足够长的时间，就会使身体产生激素物质白细胞介素－6，这种化学物质会进入产生胰岛素细胞的细胞核，最终破坏细胞核的 DNA 结构，减少细胞核的体积，并且削弱它的功能。因此，身体处于缺水状态，而且在相当长的时期内没有得到补充，就会对产生胰岛素的细胞造成破坏，有时候，这种破坏是永久性的。

最终，糖尿病患者的身体可能遭到更大的破坏：某些器官开始疼痛，并且失去正常功能。一条腿可能萎缩，而且会出现坏疽而腐烂，甚至不得不进行截肢手术。大脑会形成囊肿，双眼也可能失明。

儿童糖尿病

同样的情形也会出现在孩子身上，而且，孩子可能在年龄很小的时候，就会出现这些症状，最终形成一种"自身免疫性系统"疾病。这就是说，产生胰岛素的细胞遭到破坏，免疫系统随之失去正常功能。一个孩子身体储存的水分要比成年人少得多，我们似乎可以合理地做出推论：由于胰岛素释放遭到抑制，胰岛素细胞就更容易遭到破坏，而成长中的孩子总是处于脱水状态，这使得问题更加严重。在通常情况下，就身体的需要而言，软组织细胞内部大约有75%的范围需要被水占据，才能够发挥正常功能。

身体在成长过程中，要受到生长激素、其他激素组胺的影响，在这种情况下，身体始终处于一种压力状态，于是便产生了干渴管理机制，这意味着身体正在召唤水分。此时，应当及时为身体补充水。有些父母却迫使孩子接受他们的习惯——饮用碳酸饮料、茶水和橙汁。

毫无疑问，没有任何东西能替代身体对水的需要。当然，其他饮料也含有某些水分，可是，它们不可能像水那样对身体产生影响。新鲜果汁含有的维生素，对于身体必不可少，但果汁饮用过多——尤其是橙汁和葡萄汁——就会给身体带来损害。果汁可能使肠道乃至整个身体酸度增加，它们含有的过多钾元素，也会大幅度增加组胺的数量和活跃性，这会使身体承受过高的压力，由此形成危机状态下的干渴管理机制。

孩子身体的生长，是对于压力和内在需要逐步适应的过程，压力会导致身体机制发生变化，组胺的活动便是这一过程的重要组成部分。

便秘及其他并发症

肠道需要更多的水来分解固体食物，它必须溶解固体食物难以溶解的成分，并摄取其中的精华。任何被溶解的部分，都将进入血液循环系统，并输送到肝脏进行加工。不能继续分解的废物，会通过内脏各个部分排放出去，或被压缩成小颗粒，最终彻底销毁。

假如身体水分供应充足，废物就会随身携带用于溶解食物的水分，它可以起到润滑剂的作用，使废物顺利通过大肠。在水分调节下，小肠最后一段和大肠的大部分，将会再一次吸收废物的水分，它们吸收的水分含量，基本上可以满足身体其他部分的需要。身体越是需要水，它们就越是尽可能多地吸收肠道里的水分，这将使废物受到强有力的挤压，并与水分完全脱离。这样一来，它们也更容易被大肠的黏膜和内膜吸收。

身体脱水的情况愈严重，小肠的活动性就愈微弱，这样，在有限的时间内，它就无法再次吸收废物蕴藏的水分——这种避免水分流失的过程，是身体的另一种水分储存机制。在干渴管理机制产生作用时，身体能够避免水分流失的一个重要组成部分，就是大肠。大肠可以调整排泄物的流速和浓度。当废物经过大肠的速度减慢时，黏膜就会吸收水分，粪便跟着变硬，而不会以液体状态流出，不过这时候，排泄就会变得困难。要避免这种情形，增加水分并摄取某些蓄水性强的纤维，可能是解决便秘唯一的天然方法。记住：痔疮、憩室炎和息肉的形成，都是长期便秘的常见后果。长期脱水以及由此导致的严重便秘，是大肠和直肠发生癌变的主要原因。

参与消化道水分吸收过程的，还包括小肠最后一部分和大肠第一节之间的"调节阀"——回盲瓣。回盲瓣关闭后，能够使小肠获得更多时间，尽可能从尚未成形的废物中吸取水分。在脱水过程的某一阶段，回盲瓣的关闭可能过于用力，由此就会导致痉挛，使腹部右下方产生疼痛。

这种疼痛可能被误认为是阑尾炎，因为阑尾使用同样的感觉神经。在女性身上，同样的疼痛可能被误诊为卵巢疼痛或子宫疼痛，这会使患者感到焦虑，并接受造价昂贵、程序复杂的医学检查。我不妨为你举个例子。

乔伊是我在"环球健康研究所"的助手，在过去几个月，她的阑尾所在部位——腹部的右下方一直隐隐作痛。医生建议她做一次腹腔镜检查，寻找疼痛的原因。

腹腔镜检查，就是在腹部进行一次医学透视，需要通过腹壁的一个小切口，把一个很小的观察仪器塞进腹腔内部。这次检查，几乎没有任何价值——她的疼痛究竟因何而起，仍不得而知。医生给她开了一些止痛药，但问题并没有解决，而且，她愈发疼痛和忧虑。她再次做了扫描检查，在等待结果期间，她为了工作上的事情向我咨询意见，我注意到她的疼痛，询问了一下具体情况。

我以前见过这类疼痛的患者，而且，只要饮用水，就可以使他们的症状减轻。我也曾用水作为诊断性检查手段，以甄别出它是由阑尾炎导致的疼痛，还是因脱水导致的、类似于阑尾炎的疼痛。

脱水是疼痛、疾病、功能衰退和过早死亡的原因

压力激素持续分泌

后叶加压素是一种重要的可的松释放因子

身体处于脱水状态，后叶加压素和白细胞介素－1，
就会产生并延续下列过程

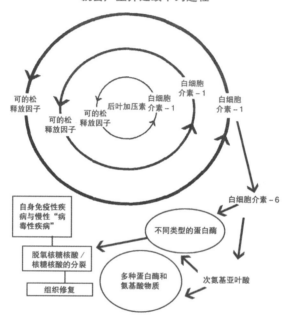

自身免疫性疾
病与慢性"病
毒性疾病"

脱氧核糖核酸／
核糖核酸的分裂

组织修复

不同类型的蛋白酶

多种蛋白酶和
氨基酸物质

次氯基亚叶酸

白细胞介素－6和致瘤性坏疽，可以导致某些细胞产生
不同的蛋白酶，这些细胞的DNA开始分裂，摧毁身体的组
织，并产生出DNA－RNA的生物活性碎片——"病毒"。
这一过程会引起许多疾病，比如糖尿病、狼疮等自身免疫
性疾病，以及多发性硬化症、阿尔茨海默病、帕金森病。

图表6.4：这一图表显示了在严重脱水阶段，
体内水分循环过程产生的一系列状态。

1983 年 6 月，我在《临床胃肠病学期刊》发表文章，报告了我在治疗胃溃疡方面的最新方法。我让乔伊喝下一杯水，在几分钟内，她的疼痛就减轻了。当她喝下第二杯水以后，疼痛完全消失了，一连几天，都没有复发。她增加每天的饮水量，由此成功摆脱了疼痛。

　　如果一个女性感到下腹部疼痛，而且经过诊断后被认为是疼痛导致卵巢囊肿输卵管发炎，甚至是在子宫壁形成了纤维瘤，她就应该用一两杯水，来检验诊断结果的可靠性，因为这很有可能只是身体干渴的缘故，或者说，是身体的特定部位极度缺水所致。

自身免疫性疾病

　　我们所不了解的许多功能退化症状，常常被看作"自身免疫性疾病"——实际上，它意味着身体正在进行自我供给——所以，我们总是找不到病因所在。可悲的是，我们从未意识到，脱水是身体产生类似疾病的原因，医学界从未获得过解决症状的简便而自然的方法——至少目前为止是这样。我研究了其中一种症状——它现在被称为"狼疮"，并在《哮喘、过敏症和狼疮的基础知识》一书中公布了我的发现：为什么自身免性疫疾病应被视为长期不经意的脱水？为什么代谢机制的改变会导致相应的症状？

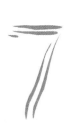

脱水，让身体面临危机

身体脱水导致的第三种典型症状是疼痛。在脱水对你造成难以挽回的伤害之前，你的身体会通过不同类型的疼痛，来表达它对于水的迫切需要。这些疼痛感已被最新的研究确认，是身体脱水的最明显指标。

经过多次临床科学研究，我发现：细胞内部酸性腐蚀的早期症状和潜在的基因损坏程度，决定了疼痛的方式和强度。根据脱水的程度，以及由此引发的细胞内酸性物质堆积的情形——此时，身体需要更多的水分，来清除酸性物质——身体会产生相应的疼痛。它们是：

1. 胃灼热；

2. 胃痛；

3. 心绞痛；

4. 背痛；

5. 风湿性关节痛，包括类风湿性脊髓炎；

6. 偏头痛；

7. 大肠炎疼痛；

8. 纤维素增生性疼痛；

9. 怀孕期的晨吐；

10. 贪食症。

今天，有 1.1 亿美国人在某个年龄阶段，都需要服用止痛药来缓解自己的痛苦。那些并非因受伤或感染导致的疼痛，很可能是脱水造成的，其病理过程简单易懂。自从人类找到了一种处理人体某些致命疼痛的方法——服用化学药品后，产生病痛的原理以及简单机制似乎就在医学界消失了。制药企业耗资数百亿美元研究止痛药，他们甚至花更多的钱，宣传某一特定品牌的止痛药。但我认为，解决疼痛的方法，并不在这些药物当中。既然脱水是疼痛的罪魁祸首，那就应该通过补充水分予以治疗——而且是免费的。

疼 痛

要理解疼痛产生的机制，我们首先要了解身体内酸碱平衡的方式。一种酸性环境会引起身体某些神经末端发炎，在这种情况下，大脑会意识到，化学环境发生了改变——这一信息经传递和转移后，以疼痛的形式为大脑意识性思维获取（见图 7.1）。换句话说，是身体内部的酸性物质，导致了局部区域的疼痛。

在正常情况下，当含有大量水分的血液在细胞周围循环时，某些水分会进入细胞内部，并携带出氢离子。水可以将细胞内的酸性物质冲洗出来，使细胞内部显示出碱性特征——对于健康的身体而

产生疼痛的机制

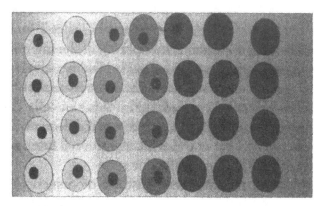

碱性物质   酸性物质
                              （深色的尿液）

图表 7.1：神经末端会把化学物质的改变通知大脑，
大脑以疼痛的形式，把这一信息传递给意识性思维。

言，这是一种必要而正常的状态——理想的 pH 值应为 7.4。

为什么是 7.4 呢？什么是 pH 值呢？在科学上，酸和碱的关系，可以通过从 1 到 14 的范围来衡量，这就是所谓的 pH 值。1 到 7 是酸性范围，就酸度而言，1 大于 7；7 到 14 为碱性范围，就碱度而言，7 小于 14。细胞内部的 pH 值为 7.4，表明身体处于自然的、略微偏向碱性的状态，这种状态有利于健康，因为它最适合酶在细胞内部的活动。在这一 pH 值下，酶可以实现最大的效率，让充足的水分流经身体细胞，使细胞内部保持健康的碱性状态。

在我们的身体里，肾脏会把多余的氢离子——它们会产生酸性——从血液中携带出来，并通过尿液排放。产生的尿液越多，体内就越容易保持碱性。因此，清澈的尿液，才是生理机制正常而有效的标志，而深黄色或橘黄色的尿液，是体内正被酸性物质腐蚀的不祥之兆。有些人觉得，上厕所太过麻烦，因此不愿意喝水。其实，他们没有意识到，他们减少了饮水，就减少了排尿，减少了酸性物质的排出，他们正在摧残自己的身体。

脱水导致的某些特殊疼痛

前面已经解释过，医学上的很多疾病都是我们无意识地进入脱水状态所致，因为身体最终会把缺水这一局面，通过某种奇特而确凿的方式显示出来。当然，我不可能在一本书中，把脱水导致的诸多"疾病"全部予以介绍。不过，我会提供足够的细节，让你真正意识到，脱水，才是这些疾病的成因。

胃 痛

胃痛是身体脱水导致的最典型的疼痛之一。胃痛一般发生在腹部的上方。这种疼痛有时会非常剧烈，使一个人失去活动能力，让我们误以为只有通过手术才能治疗。这类疼痛通常诊断为"胃炎""十二指肠炎""食道炎""胃灼热""消化不良"等。其实，只需增加水的摄取量，就可以彻底解决这些症状。胃痛只是身体脱水的直接信号，而溃疡则是长时间的压力性脱水导致的。

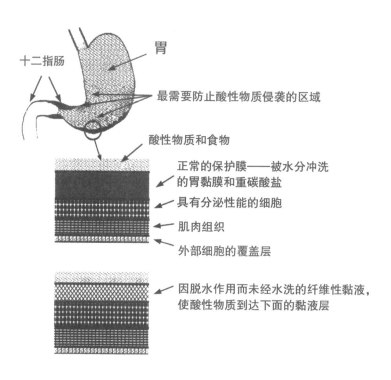

十二指肠

胃

最需要防止酸性物质侵袭的区域

酸性物质和食物

正常的保护膜——被水分冲洗的胃黏膜和重碳酸盐

具有分泌性能的细胞

肌肉组织

外部细胞的覆盖层

因脱水作用而未经水洗的纤维性黏液，使酸性物质到达下面的黏液层

图表7．2：这张示意图展示了胃的形状及黏膜保护层。含水的黏液"防护墙"密度均匀，可以防止胃酸的渗透。脱水的黏液具有纤维结构，会使胃酸渗入其中。

　　前面说过，人体也会因脱水而产生疼痛。对于这种疼痛，我们总误认为是饥饿的信号，因此就会吃下更多的食物。当我们进餐以后，假如同样的信号仍会出现，我们便视之为消化不良或胃灼热，这时，医生和媒体就会怂恿我们服用药物以减轻疼痛。腹部上方的疼痛多年发作，再加上其他因素的影响，体内就可能会出现溃疡，而在溃疡产生前的间歇期出现的症状，常被医学界描述为"胃炎"或"十二指肠炎"。

　　在溃疡部位有时会出现一种被称为螺杆菌的细菌，它通常被认为是细菌感染引起的，医生也会让病人接受抗生素治疗。但是，螺杆菌早就被认定是一种天然细菌——一种健康型的细菌，它几乎会出现在所有动物的肠道内，而且不会产生感染。在我看来，给胃溃疡贴上"感染病"的标签，只是为某些化学药品在商业上大行其道提供另一个机会罢了。

在某些人身上，干渴的感觉最初并非表现为剧烈的疼痛。一开始，他们可能只是感觉腹部上方有些不舒服。不过对于有些人而言，疼痛可能非常剧烈，没有经验的临床医生，就会将这种情形视为一种外科疾病，甚至尝试为患者施行手术。有时候，这种疼痛出现在阑尾部位，非常类似于阑尾炎。医生对病人下腹部的疼痛进行诊断时，应该考虑到这种疼痛可能是干渴导致的。在某些人身上，剧痛感出现在身体左侧、大肠的上方，它通常被视为大肠炎。这种疼痛最初也应该从脱水的角度加以考虑。

一个典型病例

杰克逊·比尔是一家公司的行政秘书，她33岁时患上了胃溃疡。她一直服用抗酸剂类药物，因为这类药物可以中和胃酸，但却没有见效。她又服用了威力更强的药物，这种药物具有高效的抗组胺介质，可以暂时阻止酸性物质的产生，但它们只是部分减缓了严重胃痛的症状。在连续多年时间里，这种疾病每年都会发作几次，有许多次，她不得不去看医生。

几年前，由于这种强效药物不再有效，医生谨慎地告诉她：普通的自来水，也许对她有很好的治疗作用。杰克逊·比尔于是按照医生的建议，试着增加水的摄取量，想看看这种方法是否有效。结果是令人满意的。从那时起，杰克逊·比尔一旦感觉胃部隐隐作痛，就会增加饮水量，使疼痛归于消失。她每天坚持喝下 8 杯水，几年来她没有再受过溃疡的折磨，而且没有服用任何药物。

胃灼热和裂孔疝气

胃灼热是水分缺乏的一个信号，其中的原理很简单：当我们喝水时，水会立刻进入肠道并被吸收。半个钟头以后，它再次从黏膜的凹形底部滤出，进入胃里，此时可能出现的一种典型情形：体积扩大并具有蓄水能力的黏液层，在水分逆流的过程中，会分泌出可以中和表面酸性物质的重碳酸盐。

对于黏液层下面的细胞而言，胃部表面的黏液层是保护性绝缘体，它可以隔离胃酸。我们饮水后黏液产生的逆流，是维系胃壁保护性系统的关键部分。通过黏液层流出的水分，胃内的这种保护层得以扩张和加厚。黏液的 98% 是水，2% 是可以保留水分的"脚手架状"结构。水可以溶解重碳酸盐——在酸性物质试图通过黏液时，重碳酸盐起到缓冲剂的作用。这是一种正常而健康的生理机制。然而，脱水，却会改变这一黏液"防护墙"的坚固性，使重碳酸盐难以起到缓和胃里酸性物质的作用，从而使酸性物质流经下面的细胞，进入细胞核内，从而导致疼痛——这就是所谓的"胃灼热"。

一种称为"横膈膜"的膜状肌肉，将胸腔与胃隔离开来。横膈膜附着在胸腔和脊柱下部的某些椎骨上，它背面与脊柱相连的部位有一个开口，食道和主要血管由此经过。这一开口，是横膈膜的一道"裂缝",可以起到"财务室"的作用——管理"流动资金"(身体的各种营养物质)。"财务室"的房门通常处于关闭状态,只有食物通过食道进入胃部(位于横膈膜下方)时,"房门"才会打开。确切地说,这扇大门自动开合的频率,与食物流经食道的时间协调一致。如果食物没有经过这里,这扇门就会关闭,把胸腔与胃以及其中的物质分离开来。在某些人的体内,这扇门并不紧密,开口不够严实,胃的上半部分可能在膨胀后,从横膈膜的这一裂缝中凸出,继而滑入胸腔——由此就患上了裂孔疝气。裂孔"大门"变得如此松弛,就是长期脱水的缘故。

从口腔的开口到直肠的裂孔处,延伸着一条长长的管道——肠道。它的工作原理如同一条传送带——可将其中的物质输送到下游地区。肠道也能够逆转液体的流向,把里面的物质送回"上游地区"。当胃里的物质无法向下输送,但又必须从身体排出时,这一过程就会出现——这意味着我们此时会感到恶心,甚至开始呕吐。

食道也是一条长长的管道,它携带的食物和液体会进入胃部。胃就像是一个口袋,能够产生胃酸和分解蛋白质的酶,溶解我们吃下的固态食物。十二指肠是与胃相连的小肠的组成部分,它通过一扇称为"幽门瓣"的特殊"房门"与胃分离开来。在十二指肠中,胰腺酶被分泌出来,与水化重碳酸盐溶液一道,进一步溶解胃里的食物,并且中和进入肠道的酸性物质。胃的黏膜表面有一层保护性黏液层,它可以防止酸性物质对胃部的伤害(见图表7.2)。十二指肠并没有同样的黏液保护层以防止胃酸造成的伤害,而是依靠胰腺产生的融水性重碳酸盐溶液完成这一任务。在脱水状态下,胰腺产生的水化重碳酸盐溶液数量有限,不足以应付到达十二指肠的所有

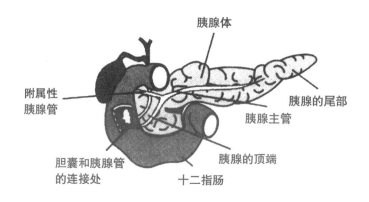

图表 7.3：胰腺——水化重碳酸盐溶液产生并进入十二指肠。

胃酸。因此，如果全部胃酸进入小肠（十二指肠），小肠黏膜就会受到破坏，而且难以复原。

幽门瓣内部是一些感应器，它们的作用就像是车轮的辐条。当胃里的物质进入十二指肠时，这些"辐条"可以"记录"下这些物质的酸度和密度。只有胃内物质的酸度被胰腺分泌的碱性物质完全中和时，幽门瓣才会打开，允许胃里的物质进入肠道。经过幽闭瓣的物质的数量，与能够被中和的胃酸数量成正比。在身体严重脱水的情况下，如果胃灼热和胃痛跟着出现，大量胃酸就不可能进入肠道，但也不会在胃里停留太长的时间。

在这种情况下，某些胃酸将会沸腾，形成向上窜行的气泡——尤其是在你躺下时。这时候，你就会感觉到胃灼热带来的不舒适感，而且，胃的上半部分，也可能通过横膈膜的裂缝滑入胸腔。此时，也许你不得不通过呕吐，把胃里的物质排放出去，或者服用大量抗酸剂抑制这种症状。不管怎样，经过诊断，你会沮丧地发现自己患上了疝气。每天服用足够量的水，这种情形自然就可以逆转，疼痛

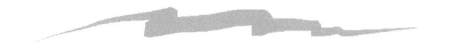

和疝气也能够消失。

贪食症

我相信，你一定非常同情那些"贪食症"患者。这些人吃完了东西，又会把它们呕吐出去。他们经常感到饥饿，而且总是心情忧郁，厌恶社交。最有名的贪食症患者莫过于已经去世的黛安娜王妃了。不管是独身还是婚后，她一直经受着贪食症的折磨。

某些权威认为，这是由贪食症患者自身的思维过程及其特殊的心理倾向引起的。患者中女性多于男性，她们吃下食物，又呕吐出来，据说这是保持身材苗条的一种特殊方式。我并不同意这种观点。

胃里的东西经常性地、不可遏制地呕吐出来，这在医学上通常被认为是"胃灼热"或"贪食症"。实际上，这很可能是身体严重脱水时，为防止遭受不可逆转的损害采取的一种方式。贪食症患者总是感觉饥饿，我认为，他们只是把干渴的感觉与饥饿的感觉混为一谈了。本应喝水时，他们选择的却是吃东西，在这种情况下，身体会排斥食物，因为身体缺乏充足的水分去消化和吸收食物，这也是出现呕吐的原因。另外，对于这些人在精神上、心理上发生的某些异常变化，脱水同样要承担责任。

当年，我在监狱研究水疗效果时，认识了阿米尔。10多年来，他始终饱受贪食症的折磨，病情发作时，他甚至常在睡觉时呕吐，由于呕吐得过于强烈，胃里的一些食物甚至会从鼻孔中喷射出来。他总是无法把房间及时清理干净，床上总是污秽不堪，你可以想象，在这段时期，睡眠对他而言，是多么痛苦的一件事！任何药物都无法让他摆脱呕吐的困扰，久而久之，他把这种情形视为不治之症。

我让他在饭前半小时喝足一杯水，并增加每天的饮水量，结果他的呕吐消失了。我和他一同被关押期间，从未复发过。

有意思的是，阿米尔的直系亲属——他的女儿、妻子和他的弟弟，都有着类似的问题——贪食症。一旦病情发作，他们都会发生呕吐现象。而且，他们还很担心阿米尔的处境，每周都会走上数英里路去看望阿米尔，不管是烈日炎炎的夏天，还是寒风刺骨的冬季。

有一次，阿米尔在同家人见面时，告诉了他们一件事：每天增加饮水量的做法，治愈了他的"疾病"。他很高兴地看到，他的家人也按他的话去做，并相继治愈了致命的贪食症。在离开监狱之前，阿米尔来看望我，感谢我为他做的一切，他说："能够治好我的病，蹲一回监狱，也是值得的。"

危险的抗酸剂

含有铝的抗酸剂可能危害你的健康，千万不要轻易使用抗酸剂。在血液循环系统中，铝的含量过多，有可能导致阿尔茨海默病。长期服用抗酸剂还可能产生副作用，比如，这将对大脑局部区域造成损伤，使阿尔茨海默病患者的动脉血管壁出现血斑——脂肪物质和铝元素的沉积现象，尤其以动脉粥样硬化为主要特征。

市场上销售的那些老式抗酸剂，每勺液体中含有 60~150 毫克的铝。过去一直认为，身体不会吸收这种金属，它只会在胃里发挥局部功能，但是，在阿尔茨海默病患者的脑组织中，发现了含量很高的铝。这一事实应该使我们警惕。

身体因干渴感觉的丧失而逐渐脱水，就会产生胃痛，这是一种干渴信号，而到了这时，身体的许多功能，都已经受到了影响，受影响最严重的是大脑本身。尽管脑细胞完全发育成熟，但神经系统的"布线网络"却可能因脱水遭受破坏。受损最严重的部分，是网络系统的链接点，这些需要经常使用的链接点，会出现较多的再生现象，对于阿尔茨海默病患者而言，这些网络链接部位，总是杂乱无章地纠结在一起，而且在这些链接点上，会出现铝元素大量沉积现象。

如果铝进入脑细胞，就会造成严重的伤害。身体大多数组织或器官的细胞，都可以得到修复和替代，但脑细胞却不能再生或被替代，它们将会死亡并形成囊肿，或被纤维组织所取代——这是阿尔茨海默病的典型症状。

在太平洋西部的关岛地区，曾发现过大量铝沉积物，饮用水中也含有大量的铝矿污染物。在这段时期，阿尔茨海默病成为一种普遍现象，甚至连年轻一代也受到了影响。当铝矿污染物从饮用水源头被清除以后，居民中患阿尔茨海默病的比例开始下降。由此看来，阿尔茨海默病和铝矿中毒之间，必然存在着某种关联。

幸运的是，美国的制药企业开始用锌替代铝，放弃含铝的抗酸剂。锌是一种重要金属，有利于基因遗传物质核糖核酸的形成和转化，还有利于活性激素和大脑化学元素的产生。金属元素通过细胞膜时，具有一种特殊的运输系统。

抗组胺类药物的危害

医学界很早就得出这样的结论：组胺的活动特性会诱发过敏症

和疼痛。这一重要发现为制药企业提供了商机，一系列抗组胺类药物诞生了。其实，组胺是一种具有诸多益处的介质：它可以用于水分的摄取、输送和配给，确保大脑主要的感觉系统正常运转。组胺也是体内能量消耗的重要调节器。当身体得到充足的水分之后，组胺就不再参与血液循环，而是把水分输送到身体更活跃的部位，尤其是中枢神经系统。

当身体脱水时，大脑需要更多的血液循环以进入活跃状态，组胺就会付诸行动，从而使胃产生更多的酸性物质，导致胃灼热——典型的干渴信号。

抗组胺剂可以暂时抑制肠道疼痛，但长此以往将会对肠道造成破坏，而且不能彻底解决脱水问题。抗组胺剂还会抑制大脑的活动，降低人的性能力，使男性激素失调，出现乳房增大现象。对于老年人而言，抗组胺剂会造成心理混乱和方向感缺乏。

疼痛，首先是身体干渴的外在表征，如果进一步发展，就会成为大脑干渴的主要症状。在疼痛的早期阶段，某些物质——比如抗酸剂、某些食物或是抗组胺介质，可以减弱这种外在表征，并压制某些干渴信号的出现。可是一旦进入脱水过程，除了水以外，任何的食物或药物，都无法从根本上抑制疼痛。1983 年 6 月，我在《临床肠胃病学》期刊报告了一个年轻人的故事，他是上述情况的最佳病例。

有一次，我深夜去诊治一个 20 多岁的年轻人。他长期患有胃溃疡。10 小时以前，他的上腹部疼痛难忍。他几乎吃了一整瓶抗酸剂，还有 3 片西咪替丁，但没有任何效果。当我见到他时，他躺在房间的地板上，身体缩成一团，不停地呻吟着，完全失去了自我控制力。

当我同他讲话时，他好像并没有听见，我不得不摇晃他的身体，好让他做出反应。我问他出了什么问题，他告诉我："我的胃溃疡……都快要了我的命了！"我替他检查了一下，看是否出现了胃穿孔，幸运的是没有。我让他喝下两大杯水，大约 10 分钟以后，他的疼痛减轻了，喝完最初的两杯水之后，隔了 15 分钟，又让他喝了第三杯水，此时，他的疼痛消失了一大半。又过了 20 分钟，他完全恢复了正常，而且能够坐起来同周围的人说话。

一杯水就可以带来如此奇迹，它驱除了病人的疼痛！在场的病人及其家属亲眼看到了这一奇效。这一现实病例证明：人体中枢神经系统有一种"疼痛"信号，它会对脱水状态迅速做出反应。过去，许多类似的病人，最后都不得不躺在那些过于"热情"的医生的手术台上（我相信，现在也大有人在）。根据我的经验和观察，因干渴导致的疼痛，多出现在阑尾的附近，腹部的右后侧。我也检验过一杯水对于某些可疑的、非典型疼痛病例的治疗效果，比如前面说过的乔伊。

由脱水逐渐产生的胃痛信号，可能会发展为更严重的症状，比如色氨酸枯竭。色氨酸是身体一种重要的氨基酸。在身体的修复系统中，这种氨基酸扮演着重要角色，它还能产生抑制疼痛的某些神经传递素。如果水本身不能减缓胃痛，我们就有必要改变食物结构，增加含有大量色氨酸的天然食物的摄取。更多的细节，请阅读后面有关色氨酸的内容。

大肠炎

在腹部左下方的疼痛，通常被认为是大肠炎。在消化过程中，水发挥着整体性的调节作用。食物消化最后阶段的"产品"，若想顺利通过肠道，水的润滑特性至关重要；大肠下部区域尤其要承担起责任，吸收最后阶段的排泄物的水分。在食物消化和食物通过肠道的过程中，肠体的蠕动性收缩具有一种中枢控制机制。当身体脱水时，正常的蠕动过程将会减弱，此时，肠体会更加紧密地产生收缩，以便把固体物质的水分挤压出去——这一过程会产生疼痛。如果每天早晨起来喝下 3 杯水，那么疼痛就可能很快消失。当然，前提是疼痛的根源是脱水，而不是其他严重的病症。与之相关的便秘也会减少，排泄活动会变得正常而规律。

头痛和偏头痛

前面说过，大脑对于身体的脱水和热量控制非常敏感。如果身体水分匮乏，而且即将进入全面脱水状态，或因夜里被褥太厚导致身体过热，大脑就会"忍痛割爱"，以牺牲身体其他组织的需要为代价，首先满足自身的需求，让更多的血液流过来。通向大脑的血管——颈动脉血管，发端于心脏主动脉及大动脉。颈动脉将血液输送到脑颅内部之前，首先会把血液输送到头皮、脸部和舌部。当大脑需要更多的血液时，中枢系统就会发出指令，动脉血管就开始扩张，面部和头皮的血液循环也会随之提速，这就是某些头痛产生的原因。

大脑的毛细血管系统直接受到组胺的影响。组胺除了负责大脑的水分管理，还会参与身体温度的调解。它有两种功能让身体冷却下来：降低身体的核心温度和辅助排汗过程。

大脑处于脱水或过热状态，释放出的组胺就会启动某些系统，加速循环过程，解决大脑面临的问题。引起大脑缺水的原因有：饮水量不足、各种压力、经常酗酒或身体过热。组胺过分活跃就会导致我们熟知的头痛或偏头痛。要减轻这种的疼痛，就必须喝下两三杯甚至四杯水，而且水应该冷却，因为这能使稀释的血液在大脑的循环过程更为通畅。需要指出的是，通常的止痛药，都会切断组胺与其重要辅助系统的关联。我的理解是，偏头痛是大脑因脱水或过热产生的中枢信号，这是大多数止痛药不能治疗偏头痛的原因。

类风湿关节疼痛

将背痛（主要是背部下方）与身体其他部位的类风湿关节疼痛区分开来，这种做法并不准确。这些关节疼痛产生机制是完全相同的，都是身体出现同样的病理现象的缘故。制药业将这两种问题划分开来，似乎是一种便易之举，他们更喜欢将专业领域区分得更细，并由此产生出更多的种类。可想而知，当你出现其中的一种问题时，你需要去看类风湿病医生；出现了另一种问题，你就需要去看整形外科医生或按摩医生，然而无论怎样，这样做的结果却是一样的——他们强调的是如何止痛而不是根治。

大约 5000 万美国人——其中 20 万是孩子——正在经受某种类型的关节疼痛，大约有 3000 万美国人正在忍受背痛。据说，每年有数百万人因为背痛失去了正常的活动能力。根据估算，美国每年要花费 160 亿美元用于背痛的治疗，因此造成了生产力和工资的损失——大约为 800 亿美元，这些公开的统计数字，即便并不完全精确，也显示出美国人面临的一个大问题。

重新审视关节疼痛现象

对于脊柱下方的疼痛，或腿关节、手关节的慢性关节疼痛患者而言，一再出现的疼痛，是这些部位水分不足的一种信号——水分循环不充分，无法把局部的酸性物质和有毒物质清洗掉。这些局部性的关节疼痛，是身体因为干渴而发出的一系列危机信号之一，与这一部位的过度脱水有关。

后背下方的疼痛有两个组成部分：其一是肌肉痉挛（这是80%背痛的原因），其二是腰间盘退化，使脊柱的肌腱和韧带承受了更大的压力。这两种现象都是由长期脱水引起的。如今，更多地了解了身体对水分的召唤，我们就能够认识到，为什么背痛和关节痛一直在折磨我们的身体。更多信息可以参阅我的著作:《怎样治疗背痛和类风湿关节痛》，以及我主讲的录像带:《怎样治疗背痛》。

所有关节的表面都有软骨垫料，它们覆盖并分离关节的骨组织。这种结实的软骨层包含大量水分，可以使软骨的滑行相对容易，并为关节运动提供必要的润滑剂。因此，长时间脱水使软骨水分缺乏，就会使软骨在与其他关节接触时产生更大的摩擦力和抗剪应力，从而产生关节疼痛现象。

软骨：身体的杰作

当软骨脱水时，它的滑行能力就会减弱，骨组织细胞感受到脱水状态，就会释放出疼痛的警报信号。假如它们在脱水状态下使用软骨，它们很快就会死亡，并从与骨头的接触表面剥离开来。软骨的正常环境是碱性状态，如果脱水，它就会变成酸性状态，"记录"疼痛的神经末端对这种酸性状态非常敏感。这种类型的疼痛，必须通过增加日常饮水量进行治疗，直到软骨完全与水结合，将酸性物质和毒素清洗掉。

通常说来，疼痛会从一个关节转移到其他关节，有时候疼痛甚至会在同一时间出现在与之对应的另一条胳膊（或腿部）的关节上。慢性疼痛有两个组成部分：边缘神经疼痛和大脑产生的疼痛。对于前者，服用某些止痛剂就可以治愈，比如阿司匹林和羟苯基乙酰胺类药物，但是，这些止痛药无法治愈后者。这两种疼痛，都可以通过摄取充足的水分得到缓解。

软骨是一种凝胶状活性组织，软骨细胞喜欢生活在碱性环境中，这种环境取决于流经软骨的水分含量和软骨清除酸性物质的能力。盐通常有助于吸收酸性物质，并传递到水分中，将酸性物质从软骨细胞内部携带出去。这是一种不间断的过程。要使这一过程见效，两种元素是必需的，即水和盐。充足的盐分供应，有利于防止关节炎疼痛，尤其是四肢或脊椎的关节疼痛。血清中盐分含量增加，可以使水分流经软骨时更为通畅，进而蕴藏更多的水分。

关节脱水的后果

如果关节脱水，软骨细胞就会处于强烈的摩擦状态，从而使它们迅速死亡，而死亡的细胞需要得到替换。软骨使用过度，并且处在修复状态，它就可能受到损伤，这一区域的感应器就会发出强烈的信号，表达它们急需修理的愿望。此时，软骨细胞需要从血液中获得水分。这可以为关节内部提供某种润滑剂，但不足以使软骨保持高速率的生长，以替换死亡的组织和细胞。关节囊表面的细胞会释放出激素物质，来刺激修复机制的活跃性，与此同时，它们也开始产生疼痛。当这些激素物质分泌出来时，可能出现以下几种情形：

1. 死亡的组织从细胞内部分离出来。分离的碎片被挤压出去，让身体的"垃圾清理工"——白细胞消化，并进入垃圾回收状态。

2. 血液循环更多地参与该区域，这会引起关节囊肿胀，并承受更大的压力，导致关节僵硬和疼痛。

3. 蛋白质相应地发生分解，更多的氨基酸被储存起来，随时参与修复损伤的过程。

4. 在关节内部的发炎环境中，一些白细胞产生过氧化氢和臭氧。这主要用于两个目的：其一，使关节的空间处于无菌状态，防止细菌感染关节的腔体；其二，为那些参与修复过程而且难以从血液中获得氧气的细胞，提供足够的氧。

5. 某些区域的修复性生长因子，会促进组织的生长，导致关节炎的早期状态——腺瘤性关节的产生。

6. 大脑根据经验获得的信息，将用于身体的其他部分。其他关节在自我修复和成长中，也会出现节瘤或畸形现象，这似乎是手部类风湿关节炎在对应部位，也会出现发炎和关节节瘤的原因。

背　痛

前面说过，背痛分为两部分——引起疼痛的肌肉痉挛和腰间盘的退化，而后者会使脊柱肌腱和韧带出现损伤。背痛的原理，类似于手部类风湿关节疼痛的原理，只是脊髓内部的循环系统更为复杂。脊椎盘中枢能否正常发挥作用，取决于椎盘空间间歇性地产生真空，这种是人能够正常行走的原因之一。当然，前提是身体必须获得充足的水分，并通过循环系统进入脊椎盘空间。

在脊柱区域内，身体重量是由 23 块椎盘和 24 块椎骨支撑的，这些椎盘位于软骨骨盘之间。软骨作为人体内的胚胎性骨骼，是一种略带弹性的坚韧组织，覆盖了椎骨之间的平滑表面。附着在椎骨平滑表面的"终板软骨"，是每一块椎骨结构的组成部分。当每一块椎骨活动时，椎间盘会在上下表面的终板软骨之间做最低幅度的滑动。上体重量的 75% 是由椎间盘的水压支撑的——椎盘能把水吸收到中央部位并保存起来。

在脱水状态下，人在运动或弯曲时，身体的重量会将椎间盘储存的水分挤压出去。假如损失的水分得不到补充，脱水椎间盘的中央腔体就会萎缩，难以支撑起整个身体的重量，这些椎间盘随即失去楔入特性，脊柱的关节也会变得松脆，而且缺乏韧性。从另一方面说，在水分充足状态下，椎间盘本身并不会活动，但可以持续获得被挤压出来的水分，然后通过真空作用，再次吸收水分，并开始伸展和扩张，发挥固有的天然减压功能。

在脱水状态下，椎间盘向后滑动，挤压局部神经。这种情形出现在脊椎下部区域时，产生的疼痛就会传导到我们的某条腿上。这被称为坐骨神经疼痛，它意味着脊关节结构处于无序状态，一块椎间盘不得不为脊骨充当减震器，以至其自身脱离了正常位置，并且对神经造成挤压。脱水和错误的坐姿，都会导致这种情形，要了解更多的信息，学习和掌握减少椎间盘移位和减轻坐骨神经痛的方法，我建议你阅读我的著作：《怎样治疗背痛和类风湿关节痛》。

骨关节炎

软骨细胞具有一种供水性能，再加上它本身的韧性，可以减少运动产生的外伤。当关节之间的软骨死亡以后，骨头与骨头开始"密切"接触。而坚硬的骨骼表面一旦彼此接触，就会产生一种摩擦力，这种摩擦力会导致发炎，并摧毁骨骼表面，使关节软骨产生慢性退化，进而导致关节炎，称之为"骨关节炎"。这是脱水过程的第二个阶段。

骨关节炎患者服用的药品，通常是各种止痛药——对乙酰氨基酚、布洛芬和阿司匹林。他们完全忽略了一个事实：疼痛是身体对水的迫切呼唤。

脱水与肥胖症

　　以下症状和疾病，都是脱水过程在第四维——时间的背景下显现的。脱水对身体的损伤需要一定的时间，并以某些特殊方式显现出来；接下来，医学界会根据熟悉的各种疾病的症状，对这些方式予以辨别，并贴上相应的标签。这些症状（其实是脱水的各种状态）被主流医学机构视为"原因不明的疾病"。由此，主流医学机构获得了一种特权：他们以某些奇特的、不必要的治疗方案，去解决脱水的症状。这些症状包括：

　　1. 肥胖症；

　　2. 血液循环过程中，低密度胆固醇数量增加；

　　3. 甘油三酸酯数量增加；

　　4. 动脉形成胆固醇粥样物质；

　　5. 冠状动脉血栓症；

　　6. 骨质疏松症；

　　7. 骨关节炎；

　　8. 心力衰竭；

9. 经常性中风；

10. 青少年糖尿病；

11. 阿尔茨海默病；

12. 多发性硬化症；

13. 肌萎缩性（脊髓）侧索硬化症；

14. 肌肉萎缩症；

15. 帕金森病；

16. 硬皮病；

17. 癌症。

在现代医学发展史上，治疗人体功能退化性疾病的第一个重大发现就是水的使用。这是一种简单而天然的治疗方法。我们已经发现，上述健康问题的原因就是脱水。简而言之，防止脱水，就是预防疾病！

上述症状和疾病，有些已经探讨过了。

本章我将讨论肥胖症，其他症状将在后面的章节给予解释。

我可以告诉你一种解决肥胖症的简单方法，它对许多人都有吸引力。如果我们理解了暴食行为与身体脱水的关系，也就懂得了怎样预防肥胖症。而接下来，就是怎样减少沉积脂肪的问题了。这两个问题的答案都很简单，但在我给出建议之前，你需要培养起减肥的决心和信念。若想减少多余的脂肪，而又不对身体造成负面影响，那么你要面对这样的事实：脂肪的代谢，是一个缓慢的过程。在这个关键性的治疗步骤中，你需要建立一种自我意象——想象你本人变得更加苗条的情形，然后把这个意象储存在潜意识中，让你的愿望影响你的大脑，并等待奇迹的出现。

与饮食习惯相关的是两种常见的感觉：一种与食物有关，它通常被称为"饥饿的疼痛"；第二种是干渴导致的感受。这两种感觉出现在同样的区域，都是由组胺引起的。我们容易将二者混淆。当我们感觉干渴的时候，却认为自己正在经受饥饿，到了嘴唇发干时，我们错误地认为身体刚刚进入干渴状态。把脱水症状建立在口渴阶段，是一种常见的错误。口渴这一水分摄取的信号，意味着身体的干渴已经进入后期阶段，而且通常是在吃了过多的食物后，这一信号才会显示出来。

区分干渴感与饥饿感最好的办法，就是在饭前喝水。在某些动物身上，这一点很好地保留了下来。在凌晨时，它们总是先去找到一处水源，然后再到草场上咀嚼草和树叶——哪怕它们咀嚼的绿色植物富含水分。我们通常总是先吃饭后喝水，而且有时候，直到身体完全处于脱水状态时，我们才会想到喝水。我认为，这才是肥胖症的根源。

肥胖症患者大量消耗食物，可以满足组胺活动初期对于水的召唤，这是因为食物也会转变成三磷酸腺苷，而且与水相比，它更能让味蕾感觉舒适。但是，在满足大脑对三磷酸腺苷的需求方面，水的作用更大，效率更高，而且会更快地进入状态。通过进食，身体也可以产生大脑行使功能的能量，而这些能量只能从糖分中获得。身体消耗的糖分，通常是大脑全部需要的 6 倍，最终大约只有 20% 的糖分进入大脑，余下的 80% 则进入其他器官，有的会以脂肪的形式储存起来。我们吃的食物越多，糖分转化成蛋白质的数量就越多，而在此过程中，大脑始终需要水分来产生水能和电能——它们是一种清洁的能源。

尽管身体最初的需要只是水分本身，可是经过一段时间以后，组胺对于身体的缺水状态（或对于身体承受的压力）做出的反应，可能就会成为过度进食的基础。因此，身体脱水是肥胖症的根源。这种肥胖症，经常会导致高血压，并在后期阶段诱发糖尿病。有关糖尿病的信息（见本书第六章），可以让我们对肥胖症有更多的了解。

解决这一问题，有一个很简单的办法：每天饭前半小时和饭后两个半小时喝两杯水。在我们的生理功能寻求水分之前半小时左右提供水分，可以把干渴和饥饿的感觉区分开来。这样，你会感觉肚子已填满食物、只有在真正需要食物时，你才会进食它们，食物摄取的分量，随之就会大幅度下降。对于食物的欲望，也会发生改变。通过摄取充足的水分，我们更渴望的是蛋白质，而不是含脂肪的碳水化合物。

第二个问题是如何释放已经摄取的脂肪。增加饮水量本身，就会减少一部分体重，不到 3 个星期，你就可以减掉 8~14 磅。体重立刻减轻，得益于体内脓液的积累，因为这些储存在组织里的脓液，可以促使水分输入活性细胞的逆向机制运转。在此基础上，你如果能够增加饮水量，就可以启动对激素非常敏感、可燃烧脂肪的酶的机制。这样，体重的下降更加明显，而且与饮水量几乎成正比。

大致说来，美国有 37% 的人患有肥胖症，而且越来越多的孩子患上了这种症状。根据估计，肥胖症每年会使 40 万美国人过早死亡。其实，这种致命的疾病是可以预防的，甚至可以通过正确的饮水方式得以治疗。原因很简单：身体搜集并储存脂肪是脱水的一个重要特征，它是由干渴感和饥饿感彼此混淆引起的，而在这种情况下，我们不是选择喝水，而是吃东西，由此就会导致体重的增加。大脑倾向于从水能和电能中获取清洁的能量，当它被迫使用食物中不清洁的能量时，只有 20％ 的能量可以到达大脑，其余的就会以脂肪的形式储存起来。

当脂肪形成并得以储存以后，只有某些特定的化学指令，才能使之发生分解。脂肪酶是一种分解脂肪的酶，能够把块状脂肪转化成很小的脂肪酸颗粒，它们随后被肌肉和肝脏使用。管理和调节人体活动的某些激素，能够促进脂肪酶的活跃性，其中最活跃的激素是交感神经系统的肾上腺素。肾上腺素分泌的最终结果，就是储存的脂肪逐渐流失，体重迅速减轻。这种减轻体重的方法，比其他任何节食和减少卡路里摄取的方法，都更为有效和稳定。

燃烧脂肪的酶，对身体的活动性激素——肾上腺素及其同族元素都很敏感。当肌肉变得活跃并且燃烧脂肪的时候，酶能起到极好的辅助作用。我曾经见过有些人通过增加饮水量和坚持锻炼，在相当短的时间内，就减掉了 25~45 磅。我见到一个男人，在一年内减掉了 290 磅，而另一个人在 16 个月里，减掉了 305 磅，其中有个人曾进行过两次去皮手术，因为他的皮肤一度过于松弛。根据我的观点，减肥者并不需要过多节食，你可以随意食用需要的食物。身体本身，也会变得挑剔而具有选择性，所有的身体感觉，都会变得异常灵敏，其中包括可以辨别身体需求的选择性传感器。

肌肉的活跃性与对激素敏感的脂肪酶的诱发机制，存在着直接的关联，这一结论是瑞典人发现的。几年前，瑞典军方对一群从事 3 周拉练任务的士兵进行了实地检测，每隔一段时间，就从士兵身上提取血样进行化验，监视拉练对士兵生理功能的影响。他们发现，经过1个钟头的行军之后，对激素敏感的脂肪酶开始活跃，在不到12个钟头时间里，进入循环运转状态。他们还发现，长时间走路，具有一种累积性效果——酶的活跃性变得更加突出。实际上，这一检测结果证明：每天散步（尤其是快速走路）2次，可使身体进入24小时燃烧脂肪的模式，因此，散步应是减肥计划的一部分。下面讲述的，就是一个通过增加饮水量，在短时间内迅速减肥的例子。

亲爱的巴特曼博士：

我一生的大部分时间，体重都严重超标。每个家庭都有一个"胖小子"，而在我们家，这个人就是我。他们告诉我，我只是"骨骼粗大"而已，因此，我应该对这种状态感到满意。

后来，我听说了"水疗方案"。我一开始感到怀疑，因为喝冰茶和可乐怎么可能出问题？但是，我后来想到，不管怎样，我都应该想办法减轻体重。经过大约一年半的时间，我减掉了100磅左右，我不再是那个人人都知道的"胖小子"了！

除了体重减轻以外，我还发现，我过去经常反胃的现象也消失了。现在，我可以享用那些过去只会让我感到恶心、甚至呕吐的食物。

我还注意到，我耳朵的感染症也不见了，而它一度是我生活中难以避免的阴影。

我现在精力充沛，好像脱胎换骨一样。我身上的精力，能够让我去做那些过去很容易让我感到疲劳的事情。

巴特曼博士，谢谢你帮助了我！

T·罗杰斯

以恰当的方式，让身体摄取水分以及某些盐分（包括进行锻炼）是减肥的有效手段。它比过度节食更为可取。过度节食，每天只关注体重计上的数字，将会导致体内营养成分严重失衡，从而产生因营养不良导致的疾病。水之所以是主要的清洁能量，是因为任何多余的水分，都可以通过尿液排出，而脂肪则恰恰相反，它需要经过多次燃烧，最后转变成二氧化碳并进入肺部。

2001 年 9 月 4 日出版的《女性世界》杂志，用封面以及里面两页的内容，展示了水疗方案的减肥奇效，标题是《革命性的突破：具有瘦身作用的新型水疗方案——喝水，可以减掉 40 磅以上的体重！》。杂志的封面是电视连续剧《啊，我的孩子们》的女主角——菲诺拉·休斯的照片，她减掉了 30 磅，而没有进行任何节食。杂志还援引了另一个例子：一个电台谈话节目主持人如何不费力气减掉了 40 磅。她的腰围从 20 码缩减到 14 码，她不仅减掉了身上的赘肉，还在极短的时间内，摆脱了生理潮热、过度疲劳、关节痛、偏头痛。

不幸的是，如今美国孩子的体重增长趋势相当惊人，这也成为媒体和政府密切关注的一大问题。像成年人一样，肥胖的儿童和青少年也容易患上 2 型糖尿病，而这种疾病原本是成年人特有的。我认为，原因有两个：第一，食品行业铺天盖地的广告宣传，增加了快餐食物对孩子的诱惑力，使他们产生了暴食行为；第二，这些孩子过多饮用含糖饮料，而不是清洁的水。舌头感受到任何甜味，都会促使胰脏分泌胰岛素。胰岛素是增加体重的代谢性激素，它促使脂肪细胞把食物的糖分和碳水化合物，一概转变为脂肪。

我不妨简单解释一下盐对减肥的重要性。身体增加水分储备时，体内具有充足的盐分，才能扩大身体细胞外水分含量。在脱水状态下，身体会主动寻找食物的盐分，这种特性是暴食行为的另一个原因。

　　水不仅让你保持苗条的身材，还可以避免多种疾病。水是一种天然的"预防性药物"。如果你对水在这方面的效果感到好奇，那么请你记住：脱水，意味着身体的一种调节机制开始发挥作用，它需要将身体仅存的水分合理利用，需要确定身体的不同部位，在什么时候、为什么、在哪里需要水分。毫无疑问，那些相对干燥的区域，不可能发挥正常的功能。这些局部区域功能的异常，就会导致疼痛的产生，引起各种功能衰退性疾病。

　　我们可以把体内脱水导致的后果与商业实体因经济衰退、资金缺乏而面临的局面进行比较。在经济衰退的背景下，公众不会轻易花钱购物，所有的商业部门都会在某种程度上遭受损失。当然，如果没有食物，人们就会寸步难行。所以，食品行业勉强可以生存下来，然而它们难以迅猛发展。

　　在水分供应方面，大脑具有优先地位，原因在于：脑细胞不能够产生新的子细胞，它们只有一次生命，如果死亡，没有任何细胞可以取代它们。换言之，从诞生到死亡，都是由同样的脑细胞接受培训和教育，并不停地为控制身体的日常功能发挥作用。为了确保脑细胞不会生病或遭受伤害，它们获得的水分占了身体整体循环水量的20%，尽管脑细胞重量只占身体的2%。

　　脱水，还会损伤肝脏及其关键的生产系统。肝脏是身体许多最重要化学元素的生产和运输中心，也是身体化学副产品的排毒中心。

肝脏脱水，一系列功能都会丧失，有些功能，永远也不可能得到恢复。同样，身体的肌肉和关节——它们是身体的运动系统——也会因脱水经受严重的损伤。

关于有关肥胖症更多的信息，可以参阅我即将出版的书：《致命的脱水性疾病》。

脱水与大脑损伤

　　神经系统的疾病具有相当的破坏性。也许只有遇见这类疾病的患者，你才能够感受到它们的破坏性究竟有多大。即使你不是一个医学天才，也可以了解到帕金森病、阿尔茨海默病、多发性硬化症、半身不遂、肌萎缩性侧索硬化、四肢瘫痪、失语症、注意力缺乏症以及癫痫症等疾病各种可怕的症状。

　　我的观点是，上述疾病是体内长期脱水造成的，它们是长期形成的、身体机能衰退的结果。我们一旦了解水在神经系统中的作用，就会知道：预防乃至治疗上述疾病是多么容易！让大脑的水分处于最佳状态，不仅能治疗大脑疾病，还能提高大脑处理信息的效率。

　　我们大脑的重量平均为1.4千克。根据估算，大脑的85%由水分组成，而其他软组织细胞约有75%的水分。大脑对水分流失极为敏感，甚至不能容忍哪怕是1%的流失。假如大脑的含水比例从85%的降为84%，而且持续了相对较长的时间，大脑就不能正常运转。记住：大脑的神经细胞只有一次生命。因此，脑细胞因为脱水受到伤害，就会留下长久的印记。

　　尽管如此，大自然比我们想象的更为睿智！为了确保大脑的全部需要得到满足，约占身体总重量 1/50 的大脑，获得的血液循环量（包括所有的水分在内）占到了 20% 左右。而且，大脑总是处在一种特殊的液体环境的浸泡中，这种液体不同于血液或血清。大脑的毛细血管总是能够产生出这种成分均匀、性质独特的液体环境。这些毛细血管是大脑的大型仓库，它们专为大脑生产的液体称为"脑脊髓液"，这种具有冲洗作用的液体，能够在头颅遭受冲撞时为大脑提供减压保护。当大脑迅速改变方位时，大脑周围的这种液体能够防止大脑被抛甩出去。大脑的毛细血管还能够过滤脑细胞产生的有毒废物，并把它们运走。脑细胞 24 小时都在工作，即使身体睡眠时，大脑仍在继续运转。

血液—大脑防护墙

在血液波动的过程中，大脑受到了最有效的保护。和其他部位的毛细血管不同，大脑的毛细血管管壁上没有那种容许其他化学元素随意渗入的小孔。它们的血管壁密封得相当严实，到达大脑边缘的血液，在试图通过毛细血管管壁细胞时，都要接受最严格的检查和筛选。可以说，大脑的毛细血管是一种过滤系统的组成部分——这种过滤系统，能够对物质进入大脑内部空间实施严格管理。这样一来，不管在什么时候，当血液成分突然出现变化时，大脑都能够受到保护。大脑的毛细血管系统形成了一种天然屏障，任何物质都无法轻易渗入。这种防卫机制被称为"血液—大脑防护墙"。

脱水会导致这道防护墙出现漏洞，破坏大脑的正常功能。我认为，防护墙脱水机制的破坏，是许多中枢神经系统疾病的根源。如果防护墙受到破坏，血液里那些在显微镜下才能看到的固态废物，就会转化成血斑——这是大多数神经性疾病的典型标志，比如多发性硬化症、帕金森病和阿尔茨海默病。我认为，同样的病理过程，也出现在偏头痛这一症状中。

在身体的器官和组织中，任何敏感区域，都会因长期脱水而产生"危机反应"。当血液集中在肠道上部，或者进入肌肉组织的时候，血液含量的94%都是水，它们会立刻恢复循环状态。在肺部和肾脏，这种微量血液循环的基本原理是：这两种器官都需要补充大量新鲜水分，才能够恢复正常运转。如果身体处于脱水状态，而且没有任何新鲜水分进入，这些器官就难以满足自身的需要，就会出现疾病的症状。

肺部和肾脏的这种微量血液循环特征，是"肺部—肾脏症候群"的一种特殊症状。同样的病理过程也见于狼疮——一种自身免疫性疾病。如果这种血液循环状态出现在肠道系统，而且程度较深，时间较长，就会患上十二指肠炎或溃疡性结肠炎。这种情形发生在皮下组织（尤其是在孩子身上），它就被称为紫斑症。

对于流血性溃疡患者而言，大量血液会涌入肠道内，血液的水分会被再次吸收，使血液过于黏稠，这会使大脑和其他区域出现大面积凝血现象，而这种情形常常是致命的。我在伊朗监狱内用水疗方案治疗3000多位胃溃疡患者时，发现了这种现象。

后来，我研究了肠道内的流血过程，确认了我描述的上述机制。我用糖水对患者进行治疗，每隔1小时喝8盎司的糖水，直到流血现象消失。使用糖分治疗这些病人，是因为我得出了两个结论：首先，大脑需要更多的能量，才能够行使正常功能；其次，在糖的作用下，胰岛素开始分泌，这就能将组织的分解机制转化为组织的形成机制。这一办法果然奏效！肠道内的流血现象立刻止住了。接下来，只要补充水分就可以了——这就是我向你推荐的阻止肠道流血的偏方，没有什么特别的理由。

血清素：神经传递素的"指挥家"

色氨酸越过血液—大脑防护墙，进入大脑边缘层以后，很快就会大量聚集，转化成一系列神经传递素。在这些传递素中，我们最了解的是血液中的血清素，它是大脑的"乐队指挥"，而乐队成员则是控制全身活动的神经传递素。

色氨酸的一种副产品——褪黑激素，一直是媒体和制药业大肆推荐的一种"药物"。因为不需要医生药方便可获得，它常被用作镇静剂和安眠药。色氨酸本身就能够起到这种作用，不过它后来退出了药品市场，让位给了一种叫作 Prozac 的抗抑郁药。

我们以相当低的成本，就可以使色氨酸产生大量血清素，而舆论则大肆吹捧说：只要血清素在神经空隙处开始分泌，Prozac 就可以中止它们迅速发生中和反应。这样做的理由是什么呢？因为抑郁症常常是由于大脑中血清素含量过低引起的。

人体的许多问题是进入大脑的某些物质数量异常导致的后果。在某些情况下，当某些需要进入脑细胞、制造化学信使的氨基酸到达目的地时，它们的数量可能并不充分，或者进入脑细胞的速度过于缓慢，因此无法满足大脑的需要。这种重要的物质在输送方面出现的缺陷，一般有两种原因：一是脱水；另一种则是相关的氨基酸过多地应用到了其他方面。脱水，会使氨基酸在经过血液—大脑防护墙时，在输送程序方面发生问题。

色氨酸对于人体极为重要，它是一种相当有价值的氨基酸。从色氨酸当中，可以产生出血清素、色胺、吲哚胺和褪黑激素。色氨酸并不是从身体内部产生的，它只能从食物中摄取，这也是它被视为核心氨基酸的原因。从酪氨酸当中可以产生肾上腺素、降肾上腺素和多巴胺，如果身体脱水，那么，六种神经传递素和一种激素／传递素——褪黑激素，都会受到影响，最终导致疼痛或哮喘等症状。

如果身体没有足够的水分，就会通过组织的排污系统清除体内的毒素，这时，肝脏就会使用上述氨基酸物质，将它们作为抗氧化剂。什么是抗氧化剂呢？我们不妨联想一下户外厕所。当厕所的马桶被反复使用时，大量污物就会进入化粪池，直到化粪池积满，这就需要通过一种化学物质进行除臭、杀菌、消毒。同样的道理，当体内充满有毒物质时，肝脏就会使用色氨酸和酪氨酸作为抗氧化剂，清除身体在脱水状态下发生化学反应后产生的各种副产品中的毒素。这是显示脱水对身体造成严重伤害最原始的方式，它甚至会导致大脑出现功能障碍，因为大脑需要的原料供应不足。在色氨酸分解过程中，肝脏也会分泌出部分"氧"，以满足脑细胞的需要，肝脏的"氧"也会因此供应不足。

组胺：最高贵的神经传递素

当精子与卵子结合，形成一个新的生命时，组胺就进入了活跃状态。组胺承担着多种"哺育"职责，对于正在成长的细胞而言，组胺是它们的"乳母"。组胺能直接增加血液和血清循环量，给新生细胞提供水分和营养物质。组胺能够有规律地用钾元素"喂养"新生细胞，这得益于它的"泵送式"喂养过程，在这一过程中，新生细胞一次又一次分裂，直到新的生命由胎儿转化为婴儿。所以，组胺是身体中最高贵的元素。

在身体的抗菌系统、抗病毒系统和抗外来病原体系统中，组胺也承担着重要的职责。在身体水分含量正常的情况下，各种病菌的活动处于低水平或难以觉察的程度；而在身体脱水时，就会产生大量组胺，身体的免疫系统会被激活，并释放出数量惊人的传递素。

过量的组胺将会储存起来——这是它的干渴管理机制的一部分，不过，组胺的免疫体制激活之后，会导致大量组胺介质被释放，其数量可能超过正常的需要。产生组胺的细胞也会释放储备的组胺，而且，它们还会立刻分裂，产生更多的组胺生成细胞。这一机制的"设计原理"，是为了应对身体的水分危机或免疫系统的活跃性。当水分到达体内的某一区域时，不但可以解除该区域的上述组胺机制，而且会带来身体需要的某些营养物质。身体的管理和调节体系要想正常运转，就离不开水的特性和作用。

医学研究显示，在含有较多水分的溶液里，组胺生成细胞会失去组胺分子，并在一段时间内不再产生。因此，从某种意义上说，水也许是最有效的天然抗组胺剂。过量组胺的活动是哮喘和过敏等疾病的主要问题，我们应当把这些疾病与水分的摄取联系起来。只有有意识地增加饮水量，才能使它们得以控制。

每天喝 1 ~ 2 杯水，可以刺激交感神经系统，使之至少在 90 分钟里持续分泌肾上腺素，这是水立刻抵消组胺过分活跃的主要方法。

另一种方法就是锻炼，这可以增强身体内肾上腺素的自然活动。肾上腺素是对抗过量组胺产生的天然化学物质。

水：大脑的"发电机"

我们需要了解的是，即使身体表皮相对干燥，身体的内部构件也应该浸满水分。身体的细胞，应该像是生活在充满盐水的海洋中一样。身体所有的功能，都必须遵守天然的"海商法"。身体细胞内部和外部所有运输和通信系统，完全是按照一种"水环境"而设计的，这就如同鱼最喜欢以海洋为天然栖息地一样。

身体所有的功能都依赖于泵送系统与水的相互关系。请你想象一下住在农村地区的人们与河流的关系。设想一下，由于科学技术非常发达，每家每户都有自己的小型水电供应系统。它们架设在河流之上，河水的流动产生的动力，可以使涡轮机的水轮旋转，产生每个家庭需要的电力。目前，这种类型的涡轮机在安装上，与它们的水轮彼此分离，涡轮机必须放在一个干燥的地方，它们产生的电力通过导线进入家庭，并且进行适当的电流分配。为满足细胞的功能，人体在水能和电能的使用方面，达到同样惊人的效率，甚至超过我们的想象：它具有一种轻巧而独特的"涡轮机"，涡轮机安装在水轮上，而且浸没在人体内的"航道"底部。

在身体内部的发电方面，这些微型的涡轮机实现了一大突破。由于这一突破，身体能够把每一台涡轮机安装在需要的地方，使身体对水能和电能实现了有效利用。身体使用"导线"或"电子绝缘器"，控制能量的输送过程。这些涡轮机的能量蓄电池也被安装在需要能量的位置，以便运行某项特定的功能。这些产生水能和电能的单位，也能够运行其他一系列功能，它们被称为"阳离子泵"。

人体还实现了另一项惊人的突破。在通常情况下，企业会在一个地点生产需要的电力，在另一个地点使用。而在我们的身体里，依赖水分产生电力的化学元素和身体机能，都在同一组装置中。

为了更有效地利用能量，在工作负荷没有达到极限之前，多余的能量就会被储存起来。这些能够储存多余的能量而且广泛分布的"蓄电池"，分别叫作三磷酸腺苷（ATP）和三磷酸鸟苷（GTP）。能量的另外一个储存区域，在细胞的"钙元素仓库"里，它们就是细胞的内质网。

人体有数万亿个细胞，在每个细胞的塑造过程中，人体都要产生并储存能量，它会使用一种特殊的"排水泵"：阳离子泵。

阳离子泵可以维持细胞内部的平衡状态，它们使用水流产生的水电能量，捕捉细胞外部的某些元素，迫使重要元素进入细胞内部。它们也会产生为完成自身功能所需的更大的能量，并且把多余的能量输送给细胞。这些额外储存的能量，是为了满足以后的需要。只有在水分供应充足、水压较大的情况下，阳离子泵才能够产生过剩的能量——在很大程度上，大脑的所有功能，都依赖于这种能量来源。

我的理解是，所有细胞内部的微管，都是由紧密相连的阳离子泵形成的，你现在就能够理解：

含有氧元素的水是保障大脑有效工作最重要的物质。水是大脑所有功能和信息传送需要的主要滋养物，正因如此，大脑85%都是水，并且置于一个特别的"水袋"中，而这个水袋顺着脊髓，一直

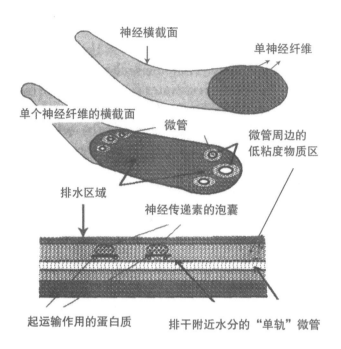

图表9.1：单个神经轴突的横截面，显示出微管和液体流动性较强的区域。这些区域的管线附近，存在一种"漂浮"的运输系统。

通向背部下方。需要指出的是，阳离子泵的应用不只局限于神经系统，它们适用于体内所有细胞（包括细胞的内膜和外膜）。

几年前，我收到一位女士的来信，说自己曾患过耳疾，现在已经彻底治愈。她的情形再次证实了我的观点——长期脱水导致神经系统受损。

她是一个71岁的职业音乐家，却有着一颗年轻的心，她在当地的大学教授音乐课程。她非常关心自己的健康，吃的都是有营养的食物，不过，她每天都要喝绿茶，却只喝两杯水。另外，她喝水时从不吃盐。她也经常锻炼身体。有一天，她发现左耳听力下降，不能辨别细微的声音。她到两所医院进行检查，医生得出的结论，都是她患上了某种神经性耳聋，但还没有发展到需要佩戴助听器的地步。她接受了 6 次针灸治疗，却没有任何效果。

后来，她在电台访谈中了解了我的观点：长期脱水是多种健康问题的主要原因。她阅读了我的作品：《水是最好的药》，此后开始喝更多的水，结果，"大约过了一个月，我就发现，我能够听见手表在左耳旁滴答、滴答的声音，到今天仍然如此"。

这一事例说明，只要及时纠正脱水状况，就能够逆转潜在的、持久的病理状态。

脱水：中风的根源

谈到持久的病理状态，我要讲述一下我妹妹莎拉的故事。

1989 年夏天，在经历了一段糟糕的情感生活以后，莎拉想让自己放松下来。她在公寓的游泳池旁边打发了一段时光，并试图减轻体重。每到周末或在空闲时，她就会在阳光下游泳。当她躺在游泳池旁边的垫子上放松时，偶尔也会喝一些葡萄酒。这是许多人理想中舒适而平静的假日生活。

一个星期一的早晨，她在办公室工作时，感觉左胳膊有一种刺痛感。渐渐地，她左侧的身体变得沉重，反应也不大灵敏了。她感到害怕，就给我打了电话。她离开办公室，开车回到家里。当我赶到时，她的左腿和左臂处于局部麻痹状态，很难活动。她害怕极了！我给她迅速做了体检，又给一个做医生的朋友打了电话，然后我开始让她喝水。我让她尽量喝下两杯水和一杯加盐的橙汁，总共大约有 6 夸脱，她的焦虑感减弱了。医生赶到的时候，她胳膊的麻痹状态已经有了明显改善，左腿肌肉也能够轻微活动。

你或许会认为，我应该打电话叫救护车，把她送到医院的急救室。我并没有那样做，如果那样，在等待治疗期间她还会经受其他伤害。不管怎么说，她的情况越来越好，当天晚上，她完全恢复了正常。不过，我们还是需要去了解一下，她的大脑内部是否存在某种病理问题，造成身体一侧的麻痹状态。

我们约见了当地一个神经科医生，进行了一次全面而细致的检查。医生检查之后发现，她身体左侧仍有一些麻木现象。莎拉被送到医院，经过各种血液检查、CT 扫描和核磁共振成像等非侵害性检查之后，没有发现任何问题。医护人员决定，再进行一次血管造影照片检查，看看大脑动脉血管是否有动脉瘤。

检查到第二天才完成，她的大脑动脉没有任何问题，没有动脉瘤，没有血斑，没有阻塞。她身体左侧的暂时性麻木并不是大脑问题引起的。她在医院住了 3 个晚上，为此支付了 13000 美元。她在游泳池度过的那些天，使她在健康和金钱方面付出了代价。为什么会出现这种情形呢？一句话，她对人体的工作模式，存在一种本质的误解。

她摄取了酒精，又受到阳光的炙晒，而且，她从饮食中摄取的水分很少，这使她出现严重的脱水。只要水分摄取不足，病情就会发作，并且出现恶性循环，而大脑做出的反应，就是让身体的一部分重要功能停止运转，这使她身体局部出现麻痹现象。

即使在大脑的某一区域果真出现动脉阻塞现象，甚至导致大脑组织"坏死"，只要让动脉血管得到充足的水分供应，也能够迅速康复。在实验中，对大脑动脉出现阻塞的动物进行静脉水分注射，"坏死"区域的范围就会迅速减少，大脑缺氧或缺血的区域也得到康复。

这也是我为莎拉补充水分的原因。我认为，即使她大脑的一条主动脉出现阻塞，水，也有助于周围的毛细血管迅速扩张，防止血液凝块继续增大。同样，如果她出现的神经问题是血管痉挛现象引起的，水也能够减缓动脉血管的收缩。事实也证明了这一点。如今，莎拉身体状况良好，她不再吸烟，只是过节时偶尔会喝一些葡萄酒，但是，她喝的更多的是水——这足以保证她拥有更大的活力。

埃德蒙的事例也能说明问题。他是我的办公室主任乔伊的丈夫，有一次，年龄不算太大的他也出现过身体麻痹现象，并被送到了医院。他的妻子得到了这个可怕消息的时候，我就在她跟前。我问她，埃德蒙是否经常喝水——显然，他很少喝水。我告诉乔伊，马上给她的丈夫喝水，这样可以阻止病情恶化。乔伊照做了，她的丈夫也完全康复了，这是4年前的事情。

这些事例给我们的启示是：让那些患痉挛、中风或麻痹症的人喝水、多喝水——如果有可能，尽量在他们的血管形成凝块，或者某些神经症状出现之前做到这一点。

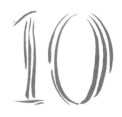

脱水与激素

身体一旦脱水，就会立刻进入压力状态。所以，脱水等于压力，压力等于脱水。在压力状态下，身体认为出现了危机，就会行动起来。身体识别不了人类社会角色的转变，它只对压力做出估量，包括工作压力和脱水压力，然后做出"战斗"的姿态。这时，身体会分泌几种强效激素，保持"一触即发"的状态，直到压力解除。主要激素有：后叶加压素、可的松释放因子、内啡肽、催乳素和肾素－血管紧缩素。

后叶加压素

后叶加压素 (Vasopressin) 可以调节细胞的进水量。它还能刺激毛细血管，使之收缩。正如它的名字所示（译者注：vaso 是"血管"的意思，pressin 是"压力"的意思），后叶加压素可以引起血管收缩。后叶加压素产生于垂体腺，分泌到循环系统中。虽然它可以使血管收缩，但是，一部分重要细胞有接纳这种激素的受点（受体）。细胞依照其重要性分为不同等级，有些细胞的受体似乎较多。

细胞膜——即细胞保护层——由两层组成。水有黏合性，音叉状的固体碳水化合物"团块"被水黏合在一起。两层膜之间有一条通道，酶可以从中穿行，酶可以有选择地聚在一起，发生反应，在细胞内部产生预定的行动。这条水道有点儿像护城河或"环城公路"，但里面充满了水，所有物质都在水中流动。

当所有空间都水量充足时，护城河就满了，水就会抵达细胞内部。有时候，水流入细胞的速度不够快，细胞的功能就会受到影响。为了预防这种灾难，自然之母设计了一种了不起的机制，她在细胞膜上加了一个滤水器。当后叶加压素激素到达细胞膜，并消溶于受体时，受体就会变成"莲状喷头"，只有水才能穿过喷头的孔眼。

重要细胞会大量制造后叶加压素受体。后叶加压素是调节和分配水的激素，身体处于脱水状态时，它按照轻重缓急调节和分配水。神经细胞具有优先权，与其他组织的细胞相比，它生产的后叶加压素受体较多。它们必须保持神经系统的水路畅通。后叶加压素还有一个特点，为了确保水通过微孔（一个微孔每次只允许一个水分子通过），它能使血管收缩，给局部流体加压。

神经传导后叶加压素——通常叫作激素——具有高压特征，水能通过细胞膜，自由、直接进入细胞，只有水流不足时，身体才需要神经传递后叶加压素发挥过滤作用。

一旦后叶加压素分泌，它就成为刺激可的松分泌的有效调节器。后叶加压素的活动状态，能够把长期脱水转变为一种新陈代谢现象，促使身体储存的某些重要元素大量分泌（参见图表6. 4）。

可的松释放因子

可的松因子能够导致肾脏顶部的肾上腺分泌激素，还能够推动蛋白质和脂肪分解，并使体内储存的淀粉进入某些重要组织中，而其中一部分转化为糖，供大脑使用。这一过程会耗尽身体储存的某些活性氨基酸——比如色氨酸和酪氨酸，这样，与长期脱水有关的许多健康问题就可能出现。可的松因子直接压制身体的免疫系统，当身体长期得不到充足的水分供应时，免疫系统就会处于休眠状态，细胞干扰素和白细胞介素—2（免疫系统的一种重要催化剂）便会遭到可的松因子的抑制。

身体由此损失的某些关键元素，不容易得到恢复，某些氨基酸一旦丧失，可能永远无法恢复。即便在后期为身体补充各种营养成分，身体的生理机制仍然无法恢复到正常水平，因此，让肌肉处于活跃状态，逆转各种压力对身体机制的损害，是必需的过程。所以，我们需要经常散步，散步，尽可能多地散步！而通过增加饮水量，避免身体机能遭受压力而损伤，更为重要。

内啡肽

内啡肽是身体天然的鸦片，它们会缓解肌肉处于最紧张状态时产生的疼痛，还会提高我们在奔跑或搏斗时的效率。当身体受伤或经受强大的压力时，身体就会分泌内啡肽。流血和强烈的疼痛，也会导致内啡肽的分泌。内啡肽可以提高疼痛指数，使身体受伤时持续地忍受疼痛，保持正常的活动状态，直到达到极限为止。长跑运动员依靠内啡肽的分泌，可以坚持跑完马拉松全程。在身体没有遭受外伤或内伤的情况下，内啡肽的分泌会进入相对缓慢、令人舒适的状态。

女性更多地依靠内啡肽来减轻身体的疼痛，尤其是在怀孕和生产期间。女性总是把"内啡肽代码"传递给下一代，使她们在忍受疼痛方面具有更加突出的能力。这种代码，成为所有雌性动物（尤其是人）的染色体最重要的组成部分，这不仅是女性比男性更能忍

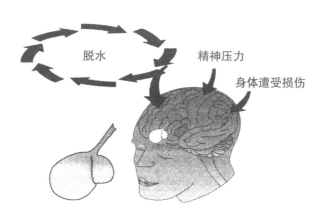

脑下垂体分泌的物质：

后叶加压素

内啡肽

催乳素

可的松（R－F）

肾素－血管紧缩素（间接作用）

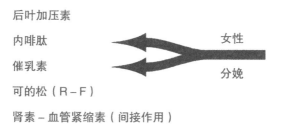

图表 10.1：脱水导致的激素反应

受疼痛的原因，也是她们的寿命比男性更长的原因。

酒精是导致身体脱水的一种重要介质，而且，它会抑制后叶加压素的活动，导致脱水程度加重。对女性而言，酒精会导致内啡肽的分泌，身体吸收的酒精越多，内啡肽的含量就越高，这将使细胞大面积脱水。酒精让人上瘾的特性尤其会使内啡肽分泌，形成长期的脱水。这一过程，尽管在女性和男性身上都是一致的，但酒精更容易让前者上瘾，原因在于，女性能够让内啡肽生成机制更快地做出反应，并使之在酒精导致的压力下大量分泌。所以，女性在两三年内就会对酒精上瘾，而男性通常要用 7 年以上的时间。

肾素—血管紧缩素系统

肾素 - 血管紧缩素（RA）系统是一种附属机制，附属于大脑组胺的活动。体内的液体减少时，这一系统就会被激活，其目的是保存水分，同时吸纳较多的盐。如果体内的水和钠消耗过度，RA 系统就会非常活跃。

RA 系统能使毛细血管床和动脉系统收缩，直到体内的水和钠达到预定水平，其目的是使循环系统不"松弛"，没有多余的空间。这种收缩是可以测量的，我们就称之为（高）血压。你觉得 200 毫米汞柱很高了吧？我见过一个从未有高血压病史的男子，他的血压达到了 300 毫米。300 毫米！当时他被关押在伊朗监狱，即将作为政治犯被枪毙。

有了压力，血管就会收缩，这个道理简单易懂。身体是由许多高度统一、极为复杂的系统构成的。压力一出现，水就会分解体内的储备物，比如蛋白质、淀粉（肝糖）和脂肪。为了补偿失去的水分，挤压循环系统，RA 系统就会配合后叶加压素和其他激素一起发挥作用。

肾脏是 RA 系统活动的主要部位。肾脏的功能是泌尿，排出多余的水、钾、钠和废物。泌尿必须有足够的水，只有水量充足，肾脏才能正常工作。但是，肾脏的功能不能总是发挥到极致，否则会造成损伤。

RA 系统是储备液体的关键机制，也是组胺活动的附属机制。组胺的活动使人产生饮水的需求。RA 系统控制着脉管床，调节着循环系统的液体流量，脉管床里的盐和水较多时，它的活力会降低。在肾脏中，RA 系统可以感觉到液体的流动和尿液的过滤压力。如果泌尿的过滤压力不足，RA 系统就会对这一部位的血管加压。

只要肾脏遭到损伤，泌尿不足，RA 系统就会活跃起来。它能刺激盐分的吸收，增加对水的需求。肾脏损伤可能是长期脱水和盐分消耗引起的。长期脱水和盐分消耗首先激活 RA 系统。但是，我们一直没有认识到动脉收缩（原发性高血压）的意义，它是液体流失的表象。现在我们才发现，在某些肾脏损伤病例中——包括换肾——体内液体的不平衡和不充分可能是首要原因。RA 系统的开关一旦打开，它就会加速工作，直到天然闭合系统将它关上。水和一部分盐——水排在前，盐排在后——是天然闭合系统的组成部分，天然闭合系统关上后，血压才会达到正常值。

RA 系统是制药行业的关注焦点之一，但他们产品的药性原理，并不是要让 RA 系统获得更多的水分，并经由肾脏流经全身，而只是利用这一系统，阻止身体吸收更多的盐分。

催乳素

催乳素是激活乳腺细胞和产生乳汁的遗传代码体系，它与其他激素介质共同作用，可以使身体的再生器官正常运转。产生乳汁的组织，是一种能够分泌水分的腺体，这种功能必须得到维持。腺细胞只有进入激活状态，才能发挥分泌的特性。如果腺细胞已经形成而且开始运转，其活性也必须得到维持，而不能中断。当身体处于压力时，水分调节系统开始运转，此时，乳腺功能仍旧需要正常运行，目的是为了哺育后代。在身体经受严重压力时，催乳素分泌乳汁的特性可能并不充分，乳汁的分泌过程由此陷入停滞，并会对免疫平衡系统产生影响。

身体长期脱水或者经受某种低度压力时，催乳素的数量会不断

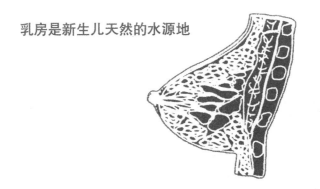

乳房是新生儿天然的水源地

图表10.2：人体内部催乳素分泌数量的增加，是脱水、压力和摄取过量阿斯巴甜糖（应用于各种碳酸饮料）所致。
实验显示，催乳素过量分泌，会使老鼠患上乳腺瘤。

增加，这会对乳腺组织造成长期、持续的影响。在这种情况下，如果乳房完全发育成熟，并有过产生乳汁的经历，乳腺组织便开始增大。如果乳房组织没有变化，或者长期处于乳汁分泌的初期，由于压力导致催乳素数量激增，有时可能会产生囊性腺瘤。在更长的时间以后，因压力／脱水使催乳素数量增加的最终结果，可能是腺瘤组织发生癌变。在这种情况下，由于脱水和蛋白质流失造成的有害后果，其他多种抑制癌细胞的防护系统，可能彻底失去作用，而且免疫系统将会遭到压制，干扰素的数量也因可的松分泌过多而迅速减少。所以，我认为，许多妇女患有乳腺癌，这是长期脱水并伴以某些压力的后果。

抑郁症和慢性疲劳综合征

前面说过，大脑需要使用"水分能量泵"产生大量电能。在脱水状态下，大脑内部的能量就会陷入低水平，三磷酸腺苷的能量储存将会逐渐耗尽，因为某些区域需要更多的能量供给。最终，大脑依靠水电能量运转的静态功能效率降低，甚至可能停止运转，我们把这种功能运转不充分的情形，称为"抑郁症"。

对于人体而言，咖啡因类似于一部发动机的增压系统。就像为了使一部汽车（或一架飞机）达到惊人的高速度，发动机将以更快的速度燃烧燃料那样，咖啡因也会使人体大量消耗三磷酸腺苷。咖啡、茶以及其他饮料的咖啡因，会使大脑中三磷酸腺苷供应的能量过分消耗。通常情况下，大脑总是保存着某些能量，以备不时之需，比如一个马拉松运动员，在最后几英里路途中，总是需要极大的能量。另外，咖啡因也会使身体脱水。一杯咖啡、一杯茶或一杯酒精饮料产生的尿液，要多于身体实际吸收的水量。为了让体温降下来，以便适应热茶和热咖啡的温度，更多的水分会以出汗的形式流失。遗憾的是，尽管对茶上瘾的人总是感到口渴，但他们却仍坚持喝茶。

低水平的三磷酸腺苷是一种信号，表明身体能量不足。体内这种"蓄电池"电量不足，会使身体的重要机制处于防御状态，不再容许细胞储存的三磷酸腺苷过量使用。此时，所有的细胞都会释放出"疲劳信号"。只有产生某种更强大的激活机制，才能使这些疲劳的细胞再次进入活跃状态。最终，大脑的意识也失去了从这些细胞中获取三磷酸腺苷能量源的能力，因此，大脑的功能将处于低效活动状态，甚至连大脑潜意识执行某项功能的意志力，都会跟着丧失。我们应该记住，三磷酸腺苷提供的能量，其消耗与恢复之间有一段时间差，在这段时间里，大脑只能以低于正常水平的效率运转，或者在压抑状态下运转。

咖啡因和其他化学刺激物，能够使三磷酸腺苷储存的电能迅速降低，而且，这些化学刺激物，并不能弥补三磷酸腺苷过量丧失造成的抑制性影响。有时候，大脑储存的三磷酸腺苷，甚至达到"零"状态，这会使大脑失去赖以运转的基本动力。此时，所有的细胞都会停止大部分功能，以便使自己存活下去。如果这种情形日趋严重，身体就无法借助于大脑提供的能量去从事脑力和体力工作，而整个人将会变得消极抑郁，离群索居，不愿与人交往。这样，最初的忧郁状态，变成了身体的整体性疲劳和机能衰退。脱水对大脑产生的这种致命的影响，将会导致多种症状同时出现，这种情形统称为"慢性疲劳综合征"（CFS）。

"慢性疲劳综合征"这一名称，描述了一系列异常的症状。在不同国家和地区，这一系列症状有着不同说法，其中包括"亚健康综合征""神经性肌无力""肌痛性神经脑脊髓炎"。这些很是饶舌的说法，其实没有太多意义，而且也不够准确。实际上，在很长时间之前，慢性疲劳综合征甚至被认为是由一种疱疹病毒——爱泼斯坦—巴尔病毒引起的。

　　不良的生活习惯和生活方式，会使身体代谢系统和生理机制平衡遭到破坏，由此就会导致慢性疲劳综合征。有些人过于主观地认为，慢性疲劳综合征是一种病毒性疾病，我建议这些人不妨阅读我的书：《哮喘、过敏症和狼疮的基础知识》。在有关狼疮的章节，我描述了最初的脱水如何导致某些细胞的DNA分解，形成极小的颗粒，而这些颗粒一直被误认为是病毒（参见图表6.4）。

　　我们永远不应忘记：身体是各种化学机制的综合体，它能够形成新的组织，能够分解已经形成的结构，对各种营养物质进行加工和再利用。除了大脑以外，身体没有任何部分是神圣不可侵犯的——就连肌肉组织也能够发生分解，以便吸收储存的氨基酸。不管压力是由精神还是对抗某种病毒感染引起的，身体长期处于压力状态，或者受到不健康生活方式的影响，都会产生慢性疲劳综合征。在我看来，脱水、压力、不健康的饮食习惯以及缺少锻炼，都是慢性疲劳综合征的主要根源，尤其是在用各种提神性饮料来满足身体的水分需要时。

　　我们的身体非常需要盐。在脱水和食物中盐分极少的情况下，体内的盐分含量就会降低。盐是满足肌肉和神经活动的重要物质。气候炎热时过多地流汗，会导致盐分缺失，由此经常出现的症状之一，就是我们缺乏足够的能量从事任何活动；另一种症状则是肌肉疼痛和痉挛。

那些患有慢性疲劳综合征的人，应该增加盐分的摄取量，同时还应增加饮水量，并逐渐摆脱含有咖啡因的提神性饮料。在一段时间以后，身体的三磷酸腺苷储量才能恢复正常，并使神经纤维的运输系统正常运转。

眼睛的干涩和灼热

眼泪的生成，对于眼睛发挥正常的功能必不可少。某些人产生眼泪的机制并不完善，眼睛常有灼热感。这时，人们不得不拼命挤眼睛，以便促进泪腺的液体循环。如果这种方法不能奏效，眼睛就会被迫闭合，避免由于自然蒸发导致的水分流失。在某些人身上，包括我自己在内，或许发生过面部肌肉瘫痪（由于面部神经受到某种阻碍，导致脸部一侧肌肉麻痹）。这时，眼睛的泪腺机制就会受到影响，而发生痉挛一侧的眼睛，会比另一只眼睛更加干燥，即使在肌肉局部恢复以后也是如此。根据我个人的经验，即便用手搓眼睛，或者把眼睛弄湿，也没有办法促使眼泪生成，但是，只要用两杯水，就可以立刻缓解症状，灼热感和疼痛感在几分钟内就会消失。经常洗脸，让水进入眼睛，也会起到一定的辅助作用。

血液里的高胆固醇

现在，几乎每个人都知道，胆固醇增高是心脏和大脑疾病的原因之一，因为它会使动脉血管堵塞。1987 年，在希腊召开的一次有关癌症研究的国际会议上，我阐述了一个事实：胆固醇增高是长期脱水导致的！

如果外在环境不符合细胞的需要，细胞的基因结构就会发生变化。人体细胞的这种特性，如同细菌可以通过改变自身的薄膜结构来适应环境一样。人体细胞能够改变细胞膜的胆固醇含量，防止液体不受控制地进进出出，而在正常情况下，水，总是可以缓慢而稳定地渗入细胞内部。

假如外在环境相对干燥，而细胞内部水分需要保留，那么，细胞膜就会封闭起来。只要在膜状结构内部形成胆固醇沉积，就可以完成细胞膜的封闭过程，换言之，那种允许水分进出的小孔会形成一种闭合状态。

通常说来，我们吃下食物以后，水和酶就会进入胃和肠道。酶会把食物颗粒分解为更小的固体结构，它们采取的方式就是把一个一个的水分子，塞入每一个构成蛋白质结构的氨基酸连接点。水可以促进这一过程，身体水分因此减少，可溶性固体物质增加，这样一来，后者只能在水分相对较少的血液和淋巴系统中输送。

这一消化过程的后果之一是，离开肠道、流经肝脏的血液则变得过于黏稠。在肝脏内部，因摄取食物颗粒形成的血液负荷物，将会被"截留"一部分，余下的部分会进入心脏右心室。在进入右心室时，肠道的淋巴液会跟着流入血液。此时，变得更加黏稠的血液拜访的第一个地方就是肺部组织。在这里，随着呼吸，血液中更多的水分将以水蒸气的形式流失。

接着，黏稠的血液进入左心室，并被泵送出去，到达为心脏提供滋养的动脉血管，然后进入大脑动脉，最后是大动脉。当这种黏稠的血液到达大脑中枢——对身体渗透循环系统进行调节的区域——的时候，大脑中枢会发出缺水信号，身体于是收到干渴警报，这时，我们就会感觉自己迫切需要饮水。

水进入身体以后，经过相当长的时间，才能使肝脏和动脉细胞接触到这种黏稠的血液。我们吃下食物后，必然要经过一定的时间，身体才能摄取到水分。另外，再加上黏稠血液的影响，胆固醇便产生了，并进入活跃状态。经过一段时间，形成胆固醇并使之沉积的生理机制，会在血管内壁形成。那些不能形成胆固醇的细胞，则从血液和细胞膜形成的沉积物中搜集胆固醇，以实现自我保护。

胆固醇增加是一种标志，意味着细胞形成了一种防护机制，可以对抗逐渐增强的血液渗透力。因为黏稠的血液通常会使水分通过细胞膜向外释放，而胆固醇是一种天然的防水性黏土，它只要进入细胞膜的空隙，就会使细胞膜的"建筑结构"保持稳固，防止水分的流失。我们一定记住：细胞采取这样的防护机制是为了不让水分流失，而水分饱满的细胞则不会出现这种情形。

为了防止动脉和肝脏细胞胆固醇过量沉积，你需要在摄取食物前半个小时左右，为身体补充水分。只有这样，体细胞才能在身体摄取食物后，以及在它们与黏稠的血液接触之前，始终处于水分平衡状态。这也可使消化和排汗过程获得充足的水分，而无须动用血管细胞内部贮藏的水分。

只要我们对每天的摄水量进行调整，确保细胞逐渐处于水合状态，身体对胆固醇防护机制的需求度就会降低，胆固醇的生成量也将随之减少。如果做到了这些，血液胆固醇的含量就会远远低于目前医生公布的数字。我们现在清楚地知道，减少血液中胆固醇的含量，有助于清除已经形成的胆固醇沉积物。

我接触过一个刚到 40 岁的男人，血管造影照片显示，他的冠状动脉出现了局部堵塞，造成胸部疼痛。我建议他在血管分流手术之前，不妨先用一种传统的手段自我疗救。他答应调整每天的饮水量，在每餐半小时前饮用 2 杯水（刚刚接近 1 品脱）。我还建议他在每天早晚各散步 1 个小时（最初，他每次只能散步 20~30 分钟，后来逐渐增加到 1 个小时）。

研究显示，1 个小时的散步，将激活吸收脂肪的酶，并使其在随后 12 个小时内保持活性。每天散步两次，是为了使燃烧脂肪的酶长期处于活跃状态，并且形成累积效应。3 个月以后，这个男人到休斯敦一家著名的医疗中心做了全面体检，评估是否需要做血管分流手术。新的血管造影照片显示：过去的血管阻塞现象，已经逐渐消失了！他不再需要接受任何手术。

冠心病

冠心病的病理，我在前面有关胆固醇在冠状动脉形成和沉积过程中做了交代，这里不需要过多补充。长期患有高血压和血液黏稠产生的剪应力是心脏病的另一发病原理，此原理同样可以解释冠心病、中风和其他大脑功能缺陷。

这一结论，其实可以应用到所有器官中。在脱水状态下，所有器官的细胞都会出现问题，有些细胞的受损程度更大，身体不得不动用紧急供水机制，去满足那些更重要的活性细胞。心脏无法避开因脱水导致的各种问题，它的功能会逐渐丧失，并显示出心力衰竭的迹象。这一过程，最初通常表现为某根较小的动脉血管出现痉挛，然后是形成长期的堵塞。最初的痉挛还会导致疼痛，如果此时能够供应水分，痉挛现象就会减弱，动脉血管的堵塞也会被化解。在这种情况下，水的治疗效果强于其他任何药物。

生理潮热

正如我解释过的那样，面部神经感受器与面部血液循环关系密切，就如同脑细胞与大脑血液循环的关系一样。这些神经感受器直接参与信息的收集，它们与大脑内部的神经系统连接起来，对身体的激素平衡起着调节作用。身体的色氨酸和血清素的活动水平，直接受到水的调节作用的影响。

随着年龄的增长，人体的干渴感觉机制逐渐衰退，再加上长期脱水，在人生的某一个阶段，身体的激素平衡将会受到破坏。对于更年期的女性而言，激素失去平衡，可能会导致各种异常症状，其中最典型的就是生理潮热现象。根据调查，有的女性在70多岁以后仍然可以生育。由此可见，女性绝经期的年龄不是一成不变的，只要保持健康的生活方式和平衡的膳食，就有可能推迟绝经期的到来，并缓解它带来的生理潮热等症状。

要治疗生理潮热，你需要让身体获得充足的水分，你的膳食应当有平衡的氨基酸含量，以此提高大脑血清素的活性。你还要为身体补充维生素 B_6。维生素 B_6 直接参与氨基酸的转化过程：色氨酸转化为血清素、褪黑激素、β－吲哚基乙胺和吲哚；酪氨酸转化为二羟基苯丙氨酸、多巴胺、去甲肾上腺素和肾上腺素；组氨酸转化为组胺。这些神经传递素对于平衡身体的激素功能和水分管理，具有重要作用。长期脱水的人，就会出现维生素 B_6 和锌元素缺乏症。在每天的食物中增加 100 毫克维生素 B_6，就可以避免生理潮热现象，缓解月经期综合征，还可以帮助你纠正前面讨论过的多种健康问题。

痛 风

随着血液里尿酸含量增多，关节周围的尿酸盐开始沉积，从而导致关节的疼痛，这种症状称为"痛风"。这是一种主要见于男性的疾病。尿酸是蛋白质代谢不充分的产物，它可能与严重脱水有关。临床经验告诉我，每天增加饮水量，直到尿液颜色完全消除，就可以避免痛风的发生。

肾结石

水分摄取不充分和尿液浓度过高，是尿酸盐形成和肾脏组织中钙元素沉积的原因之一。一旦尿酸形成晶体，就会出现新的沉积，尿酸盐颗粒越来越大，最终形成细胞阻塞现象。尿液的感染物，也会加速肾结石的形成。如果你出现了肾结石，就要意识到，这是长期脱水造成的。你需要避免让尿液浓度过高，阻止尿酸盐迅速沉积和在肾脏中形成较大的结石。

皮肤和脱水

身体在脱水状态下，建立水分保存机制的第一个场所是皮肤。皮肤具有排汗功能，它能够使身体冷却，并调节体温。当身体脱水时，如果没有马上补充水分，皮肤储存的水分就会用光。因此，脱水是皮肤干燥、缺乏光泽的主要原因：首先，皮肤失去了湿度，就会变得干燥，像李子干一样；其次，皮肤的毛细血管循环系统功能降低，无法赋予皮肤健康的颜色。要想保持健康的皮肤，摄取充足的水分是绝对必要的。

皮肤组织把身体内部器官封闭起来。皮肤的细胞时刻需要水。皮肤暴露于空气中，会通过三种方式失去水分：蒸发、呼吸和排汗。如果血液的水分没有到达皮肤基部，皮肤修复速度就会下降，脱水的细胞就会覆盖全身。

因此，脱水会加速皮肤老化的程度，这对于女人来说尤其明显。人的脸部通常暴露在空气中，不得不忍受风吹日晒，这会加速皮肤表面的水分流失。男人的皮肤，原本就比女人粗糙一些，所以，它们因脱水而受损的程度，不像女人的那样明显。男人还有另一种优势：为了使面部的茸毛生长，男性激素会使面部皮肤循环更为活跃。尽管如此，长期脱水，也会使男人的面部皮肤干燥、粗糙，而且布满皱纹。

因脱水导致的皮肤问题，最终会发展成为硬皮病。在硬皮病的早期阶段，皮肤就渐渐接近鳄鱼皮的形态。经常暴露在外面的皮肤，譬如胳膊、膝盖、小腿以及手和脚，最先显示出这种症状：皮肤呈现纤维状，逐渐变厚或者出现鳞片。到了晚期阶段，皮肤开始变薄，布满皱纹，内部骨骼更加清晰。当疾病影响到面部时，会使鼻子、嘴和眼睛变形，整个人仿佛戴着一张苍白而发亮的面具，而且，这种疾病还可能让人感觉异常疼痛。

所幸的是，硬皮病早期症状完全可以通过增加饮水量治疗。有一位年轻女士，当她的皮肤恢复到正常状态以后，不禁欣喜若狂！她原本一直担心，皮肤问题永远难以治愈。没想到，通过增加饮水量，她很容易就做到了这一点。让我感到惊奇的是，人体会以多种方式呈现出脱水的症状；让我同样惊奇的是，医学界几乎一直忽略了水对治疗某些"疾病"的作用。

骨质疏松症

骨质疏松症通常在 60 岁以后才会显示出来，但对于许多人而言，在 15 岁和 20 岁时，其形成机制就已在身体内逐渐形成。不管男性还是女性，不管多大年龄，任何人都可能患上这种疾病。患病期间，骨头的质量开始下降，骨骼萎缩速度超过生长速度，密度和体积也会减小。很少有人知道，为什么随着年龄增长就会出现骨质疏松症。我愿意阐述一下我的看法——这是一种新的科学理论。

我相信，若将骨质疏松症与长期脱水联系起来，一定会让一些同行感到恼火，尤其是那些把研究重点放在各种溶质上的同行。假如我的观点能被普遍接受，我们就可以把研究重点放在溶剂而非溶质上面，这也会使骨质疏松症的治疗变得异常简单。

骨质疏松症的主要成因之一，是骨骼的一系列分解过程，称为"骨质溶解"。"骨质溶解"是前列腺素 E（PGE）引起的骨组织腐朽和退化。我们知道，前列腺素 E 是一种附属性元素——它能够听从神经传递素组胺的指令而处于活跃状态，而生成组胺的柱状细胞，通常大量存在于骨髓中。

假如组胺发出的指令使前列腺素 E 长期处于活跃状态，身体就会产生骨骼分解机制，大量使用贮藏的钙元素，并使钙元素从骨骼沉积物中被清除。钙元素被剔除以后，胶原质就会分解。这样一来，因组胺的指令而变得活跃的脱水机制，最终就会导致身体骨骼结构产生骨质溶解和流失。

要想使组胺停止活动，防止因脱水造成骨质流失，唯一的办法，就是增加每天的饮水量：起码不少于 8 杯水，每杯水为 8 盎司（大约为 230 克）。你还应该坚持锻炼，使骨骼倾向于构建过程而不是分解。当然，锻炼还有其他多种好处：它能使骨骼本身——包括骨骼的关节和肌肉组织——变得更加坚韧，还可以促进身体的血液循环。

癌症的形成

1987 年 9 月，我获得邀请，在一次重要的癌症研讨会上做了报告，因为我为癌症的预防和治疗引入了一种新的观念。我从科学的角度，解释了长期的、无意识的脱水，是身体的疼痛和疾病（包括癌症）的主要原因。脱水导致身体生理机制迅速被破坏，由此产生的四种主要病理机制，是导致癌症的重要原因。我的报告内容刊登在 1987 年 10 月的《抗癌研究》杂志上，你也可以从网站 www.

watercure.com 上读到该文。要了解这方面更多的信息，还可以参阅我的另一篇论文——《神经传递素组胺：一种可供选择的方案》，这是我在 1989 年世界炎症交叉科学研究大会上做的报告。2002 年 9 月，我第二次接受邀请，在洛杉矶召开的第 21 届癌症控制大会上，就脱水与癌症的关系做了阐述。

对于本书的容量而言，要把全部相关信息交代清楚，显然是不可能的，不过我可以列出几个重点。

长期脱水，身体的多个系统就会出现功能失调，包括：

1. 细胞核的 DNA 物质遭破坏。
2. 细胞内部 DNA 修复机制不完善，并最终丧失功能。
3. 细胞受体发生畸变，激素控制系统失衡。
4. 全身免疫系统（包括骨髓的免疫系统）遭到抑制，这会使身体失去识别并摧毁异常细胞的能力。身体也会丧失过滤体制，无法将某些异常的原始基因予以清除。

简而言之，脱水会使身体逐渐失去对抗破坏性化学元素的能力，进而无法回归到正常的化学物质模式。你可以把我们的身体想象成一座化学工厂，它以充足的水分和营养物质为基础，每天都在发生着复杂的化学反应。如果身体水分不足，不仅难以维持高效率运转，而且还会使时刻进行的大量化学反应发生紊乱。在这种情况下，身体就会形成新的不正常化学反应，进而导致疼痛、疾病和过早死亡。癌症的形成，正是这一系列化学反应的结果之一。

很容易理解脱水和 DNA 遭到破坏的关系：每一个细胞在化学

反应过程中，都有产生某种高酸性副产品的趋向。水能够将细胞内的这些酸性物质清洗掉，并带到肝脏和肾脏加工处理。如果细胞内部没有足够的水分循环，细胞的酸性物质就会逐渐破坏细胞核内部DNA 的转化模式，一段时间以后，细胞就会永久性遭到破坏，产生异常的、甚至可以自行复制的细胞。它们自行复制的趋势甚至无法控制。

在细胞变异的情况下，正常细胞的蛋白激酶 C 会转化为蛋白激酶 M，后者是一种可以自行运转的、体积更小的酶，它无视身体的实际需要，使细胞复制始终处于激活状态。正因如此，癌细胞才会发展为一个个硬块，侵蚀附近的组织，干涉组织的正常功能。

如果你想了解更多的信息，可以阅读我在 www.watercure.com 上刊登的文章:《受体机制失调》。

遗憾的是，癌症研究领域的医学专家并没有认识到，长期脱水会抑制免疫系统。他们也忽略了另外一个事实：组胺可能直接或间接地抑制免疫系统。在正常情况下，组胺在干渴管理机制中，应当起到激活免疫系统的作用。但是，如果身体长期脱水，参与身体干渴管理程序的组胺，就会遏制免疫系统（甚至包括骨髓的免疫系统）的作用，使之失去保障机制，从而导致淋巴瘤、骨髓瘤、白血病等多种疾病。

这一过程的原理很简单：身体所有的白细胞都有组胺受体，在免疫系统控制机制中，两种主要的白细胞发挥着重要作用，它们分别是辅助淋巴细胞和抑制淋巴细胞。在骨髓中，抑制淋巴细胞的数量是辅助淋巴细胞的 2 倍。正如它们的名字暗示的那样，抑制细胞会抑制骨髓的生产过程，当身体脱水时，在免疫系统内部，正常的骨髓活动就会受到抑制。

我已经解释过脱水对于身体组织和癌症形成的直接影响，我坚信，水是世界上最好的预防和治疗癌症的天然药物，如果你对此怀疑，我建议你阅读我在 www.watercure.com 上发表的科学论文。

如果我们希望借助水预防和治疗癌症，我们还必须为身体提供适当的营养成分，消除那些可能耗尽身体营养储备的代谢机制。此外，我们要确保身体的化学环境倾向偏碱性状态。如果身体越来越呈现酸性，就会产生癌细胞。在某种程度上，癌细胞具有厌氧特性，即使在无空气的情况下，它们也能够存活。癌细胞并不喜欢氧气，氧气却可以杀死癌细胞。假如身体水分供应充足，并携带了各种防护性介质和必需的营养物质，它就会促使氧元素与癌细胞密切接触，这是水成为治疗癌症良药的另一种原因。

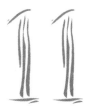

水疗方案

为了你的幸福和健康，为了预防疾病，防止身体功能退化，我向你推荐一种药。它是世界上最好的治疗疼痛的药物，不需要花费一分钱，也没有任何副作用，并且随处可得。它，就是美妙、清澈的天然水！

水一刻不停地在身体内循环着，每24小时的循环水量相当于4万杯。在我们的一生中，水每天都在从事这样的工作。在代谢和循环过程中，身体每天都会流失6~10杯的水，我们每天都要将其补充。

如果你自认为与众不同，不需要这么多的水，那你就犯了一个大错。身体为了满足基本功能，每天消耗的水分相当于6~8杯。除了需要补充流失的水分以外，平均每天还要增加半盎司，因此，你每天至少应该喝8~10杯水，而且最好将全天的饮水量按8盎司或16盎司的比例分为不等的几份。记住，就像在汽油耗尽之前，你就会把汽车的油箱贮满一样，你也应该在身体进入脱水状态之前，及时为它补水。

◎饭前应该喝水，最佳时间是饭前30分钟，这是为了让消化道做好工作前的准备。这尤其适用于胃炎、十二指肠炎、胃灼热、胃溃疡、大肠炎以及其他类型的消化不良患者。

◎任何时候，只要感觉口渴，都应立即补水，哪怕是在吃饭时。

◎饭后两个半小时应当喝水，以便顺利完成消化过程，纠正因食物分解导致的脱水。

◎早晨第一件事应当是喝水，以纠正长时间睡眠产生的脱水。

◎在锻炼前应该多喝水，以满足排汗需要的水分。

◎便秘患者应该多喝水。早晨喝2~3杯水，是最有效的倾泻剂。

选择水，还是饮料?

也许人们会奇怪：为什么我们非得喝水，而不选择那些味道诱人的饮料呢？它们也是用水制成的，也具有解渴功能啊？实际上，人们的健康问题都基于这种错误的观念。就身体的化学环境而言，水和液体是两种不同的物质。那些常见的工业饮料含有的化学物质，能够改变人体的化学环境，甚至改变中枢神经系统的控制中心。即便是牛奶，也不能够和水相提并论。

身体需要水，没有什么可以代替它。咖啡、茶、酒、碳酸饮料，甚至包括牛奶和果汁在内，它们和水都不是一回事。

饮料中的咖啡因

◎一杯咖啡约含80毫克咖啡因，而一杯茶或一瓶碳酸饮料大约含有50毫克咖啡因。

◎巧克力含有咖啡因和可可碱，后者也有咖啡因的作用。

◎咖啡因会加速身体的脱水过程。

◎咖啡因会抑制大脑产生褪黑激素。肯尼思·怀特博士1994年发现，咖啡因对大脑松果体分泌的褪黑激素，具有抑制作用，而褪黑激素能够调节我们身体的机能，导致我们进入睡眠状态。因此，咖啡因使我们保持清醒的原因在于，它能抑制褪黑激素的作用。

◎孕妇经常摄取咖啡因，容易导致婴儿体重不足，甚至导致自发性流产，或者使胎儿出现畸形。

◎咖啡因会抑制产生记忆的酶，甚至导致记忆丧失。实验显示，咖啡因会抑制参与记忆过程的磷酸二酯酶。

◎咖啡因可能毒害脑细胞。一些含咖啡因的植物之所以能够生存，是因为咖啡因能够对抗这些植物的天敌。咖啡因在这些天敌身上产生的毒性，会降低它们的灵敏度，并削弱它们的生存能力，这也是含有咖啡因的植物，能够消灭对它们有害的动植物的原因。老人和孩子都应远离咖啡因，咖啡因会影响正常的大脑功能，也会削弱他们天然的生存能力。

◎每天喝5~6杯咖啡的人，患心脏病的概率是其他人的2倍。

◎咖啡因能够破坏DNA，并通过抑制DNA修复机制，使DNA

发生畸变，导致动物和植物出现基因突变。

◎咖啡因会破坏大脑细胞的能量储备机制，降低细胞对外来介质的抵抗力。在咖啡因的作用下，细胞会过量使用它的能量储备，以至造成能量枯竭。受到咖啡因影响的大脑细胞，在面对突发情况而需要进入高速工作状态时，就会缺少必需的能量，致使大脑无法及时做出化学反应。而且，服用过量的咖啡因，容易使人疲劳、暴躁、易怒，咖啡因也会造成注意力缺乏症，尤其是对于那些经常喝碳酸饮料的年轻人而言。

◎水本身会产生水能和电能。在水中加入咖啡因，会刺激肾脏功能，甚至导致身体流失的水分多于喝下的水分，这将会耗尽脑细胞的能量储备。

添加人工甜味剂并含有咖啡因的碳酸饮料，比那些常规含糖饮料更具危险性。人工甜味剂是一种烈性化学介质，它会愚弄脑细胞，使之误认为是真正的糖。各种甜性物质（尤其是阿斯巴甜糖），很容易随其他化学元素进入身体内部。甜味剂会通过舌头的味蕾对大脑施加影响，使大脑误以为它是值得吸收和消耗的糖分，并容许它通过循环系统进入大脑内部。由于血液的含糖量具有严格的控制标准，大脑根据它获得的错误信息，就会通知肝脏停止从其他原料中生产糖，而仅仅是储存现有的糖。这样，大脑和肝脏都无法获得足够的糖，这会使身体产生饥饿的感觉，被迫动用现有的能量储备，并由此使大脑产生焦虑感。实验证明，经常消耗人工甜味剂的人，通常在摄取甜味剂90分钟以后，就会因产生饥饿感而急于寻找食物。所以，他们吃的食物总是超过身体的正常需要，这也是37%的美国人患肥胖症的部分原因。

因此，含有咖啡因的碳酸饮料对人体具有双重危害：一方面，它们会导致多种疾病；另一方面，人工甜味剂本身具有有害的化学作用。去除了咖啡因的碳酸饮料，同样具有危害，尤其是在甜味剂的主要成分为冬氨酰苯丙氨酸甲酯的情况下，它会增加大脑患脑瘤和中风的概率。

饮料中的酒精

◎饮料中的酒精会导致脱水——水分将从肾脏流失。

◎酒精会妨碍大脑的水分供应系统，抑制后叶加压素的活动，导致脑细胞进入脱水状态。

◎酒精容易使人上瘾，让人感到抑郁。

◎酒精可能导致性功能低下。

◎酒精可能伤害肝脏功能。

◎酒精会抑制免疫系统。

◎酒精会增加患上癌症的概率。

◎酒精会产生自由基（一种接近酸性的物质）。自由基处于自由循环状态，通常会攻击并损坏某些感官组织。

◎在某种程度上，酒精上瘾症，可能是由细胞膜脱水导致的，尤其是脑细胞脱水。

◎脱水使身体分泌内啡肽——这是一种容易导致上瘾症的成分。

现在，我既然提到了酒精，就不妨告诉你一个事实：那些酗酒最严重的人，其实最需要补充水分。水通过胃动素、血清素和肾上腺素等激素物质，增加内啡肽的数量，使身体产生一种天然的"满足感"。酒精对大脑产生的脱水压力，也能够导致内啡肽的分泌，这是酗酒者对酒精上瘾的缘故。如果酗酒者增加摄水量，或者以喝水代替啤酒或烈性酒，他们对于酒精的渴望就会下降，也就很容易摆脱酗酒的习惯。

酒精能够全面抑制大脑的功能，包括大脑感受疼痛的中枢机构。譬如，大脑的抑制性中枢会被酒精遏制，这也是为什么某些人在旁人在场时，喜欢借助酒精宣泄情感，而一旦身边没有旁人，酒精就可能使他们进入睡眠状态。简而言之，酒精是一种抑制剂。患有抑郁症的人，不应该接触酒精。但水却不会抑制大脑，而且，水让人感觉更舒适，能让大脑产生持久的兴奋感。水具有的能量，完全能够满足我们的精神需要。

果汁和牛奶能够代替水吗？

用果汁或牛奶代替水，可能导致多种问题。过多饮用橙汁会增加组胺，使人患上哮喘。果汁的天然糖分，也会使肝脏收到错误的指令，形成储藏脂肪的模式，使人变得肥胖。

牛奶应被视为一种食物。那些常喝牛奶而非母乳的婴儿，饮食中更应该增加水分，因为他们真正需要的是比牛奶更加稀释的母乳。某些解剖试验证明，极少吸收母乳的婴儿，心脏动脉会出现胆固醇增多的迹象。我们应该记住，牛奶是为了满足牛犊的发育，而牛犊出生后几小时就能够走路。把未经稀释的牛奶给婴儿食用，可能会带来意想不到的问题。

人体以一系列独特方式来显示对水分的需要，比如，哮喘和过敏症。还有局部的慢性疼痛，比如胃灼热、消化不良、风湿性关节疼痛、背痛、偏头痛、腿部疼痛、大肠炎疼痛，甚至更严重的心绞痛、高血压、阿尔茨海默病、多发性硬化症、肌肉萎缩症等并发症。胆固醇造成的动脉血管阻塞（通常导致中风和心肌梗死）以及糖尿病，都可能与脱水有关。我认为，癌症也可能是人体长期脱水导致的常见疾病。

长期脱水会产生许多症状，最终导致各种因年老和器官衰退发生的疾病。这些疾病的病理过程大致相同，不同的人最初可能表现出不同的干渴症状，但随着脱水的延续，各种症状还是会接连出现，使当事者患上多种"疾病"。

在医学界，这些症状被描述为"疾病""症候群"。在最近几年里，根据常规血液检查的结果，医学界把其中某些症候群进行归类，称为"自身免疫性疾病"，比如狼疮、多发性硬化症、肌肉萎缩症、糖尿病等。

迄今为止，医学研究一直建立在这样的假设上：许多症状都是病因不详的疾病。从目前医学界对人类健康问题所持观点来看，这些疾病不大可能"治愈"，充其量只能"治疗"，并"有所好转"。

可是，在我看来，大多数带来疼痛的慢性疾病，都是局部干渴导致的，因此，只要纠正了干渴问题，使脱水造成的损害被限制在一定程度内，所谓的"疾病"就可以治愈。我还认为，评估营养不良而导致的各种症状并不需要像研制化学药品那样，也不需要遵循烦琐的模式，我们只需要确认身体缺少的成分，并予以纠正即可。

| **水这样喝可以治病**
Water: for Health, for Healing, for life

我们现在已经知道，针对因脱水而导致的众多症状，只需要一种治疗方案——这难道不令人兴奋吗？只要一种方法，就可以解决许多问题，而且可以避免高昂的花费。

在这种治疗方案中，第一步就是增加每天的饮水量，而且要做到持之以恒。长期脱水，会导致身体某些元素大量缺乏，造成多种营养匮乏现象。而在正常情况下，这些物质在体内应有足够的存储量。这正是许多慢性疾病的根源。

为了纠正脱水导致的症状，改变不健康的生活方式是非常必要的。说到底，水疗方案的核心，就是保证充足的水分和盐分摄取，坚持锻炼，保证富含矿物质的平衡膳食，食用大量水果和蔬菜，补充可以生成细胞膜、激素以及神经绝缘体的必需脂肪。另外，你要摆脱咖啡因和酒精，还可以通过冥想的方式，让大脑摆脱压力，清除压力"毒素"。摒弃膳食中的人工甜味剂，对于健康也是必要的。

我们还应该记住，因脱水导致的哮喘，还会在人体某些部位留下瘢痕，对儿童患者来说，长大成人后仍旧有可能出现许多并发症。

身体需要的第一营养成分是水。水是一种能够产生能量的滋养物，它能够溶解所有的矿物质、蛋白质、淀粉和其他可溶性物质。像血液一样，水把这些物质分配给身体各个部位。

人体时刻需要水。当我们向外呼气时，水分会通过肺部流失，出汗和大小便也会导致水分流失。我们可以通过观察尿液颜色来辨认身体对水分的需求状况。一个水分供应充足的人，排出的尿液是无色的——当然，这不包括因食物色素或矿物质颜色导致的尿液变色。一个轻度脱水的人，会产生黄色尿液；一个脱水较重的人，尿液是橘黄色的。不过，一种例外情形是，有些人长期服用利尿剂，这可以使脱水的身体排出大量水分，因此，他们的尿液也是无色的。

为了补偿因出汗和排尿而流失的水分，身体每天都需要 2 夸脱以上的水和半勺盐。低于这一数量，将会对肾脏造成负担，它不得不加速运转，使尿液变得更加黏稠，并且从数量有限的水分中分泌出大量有毒废物，这一过程会对肾脏细胞造成相当大的损害。对于那些身材魁梧的人而言，补水方案应该是：平均每磅体重补充半盎司的水，而一个 200 磅重的人，通常需要 100 盎司的水。你任何时候感觉口渴，都应该及时喝水，哪怕在吃饭时也应如此。吃饭时喝水，不会对消化过程造成多大影响，一旦缺水却能对消化产生不良影响。每天早晨起来，第一件事应该是喝 2 杯水，只有这样，才能弥补 8 小时睡眠流失的水分。

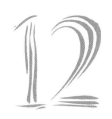

盐，一种永恒的药物

身体必需的无机元素

某些无机物在通过肠道黏膜之前，需要经过胃部的酸性环境，这些无机物包括：锌、镁、锰、硒、铁、铜、铬和钼。身体需求量最大的无机元素，依次是钠、钾、钙和镁。

钠能同时满足体细胞内外的液体渗透，保证液体环境的平衡，对大脑行使正常功能极为重要。过量水分补充造成的盐分流失会使脑细胞逐渐膨胀，大脑就会受损，甚至死亡。因此，如果一个人长时间锻炼，大量排汗而失去盐分后，只是为身体补充水分，却没有补偿盐分，就会出现上述情形。我多次说过，盐，对于你没有坏处，它不会让你的血压升高。只有细胞内部长期缺乏某些无机物，而且水分在细胞内部难以排出，才有可能使血压升高。盐与其他无机物共同作用，反而能够把血压降到正常水平。

钾、钙、镁和锌，是调节细胞内部水分平衡的主要元素。这些成分能够使体细胞内部的液体处于渗透平衡和正常运转状态，它们与钠元素结合，可以使血压处于正常水平。

除了钠、钙和钾以外，身体每天还需要补充其他维生素。这些元素可以从多种食物中获取。如果你很少吃水果和蔬菜，我建议你不妨为身体补充这些维生素和矿物质。

我们的身体应该避免吸收汞、铅、铝、砷、镉等有毒矿物质。如果胃酸低于正常水平，这些物质就更容易被身体吸收。

随着年龄增大，胃里的酸性物质越来越少，导致胃酸缺乏。患有胃酸缺乏症的人，身体的活性矿物质也会严重匮乏，肉类食品在体内也很难消化。

古老的文化传统告诉我们，食用泡菜是避免这一问题的有效手段。在沙拉中添加醋，也具有同样的效果。如果食物中肉类居多，胃通常会分泌大量酸性物质，把肉分解为容易消化的小颗粒，这些小颗粒进一步分解，直到与肠道的氨基酸成分一样大小，并被肠道吸收。那些消化不良的人，应该养成食用泡菜的习惯。

泡菜应该选用切成细丝的花椰菜、番茄、胡萝卜、芹菜、洋葱、蘑菇、茄子和白菜，放上盐、胡椒粉和适量的醋，在坛子里存放几天，使之酝酿和发酵。吃下这样的泡菜，较小的含醋颗粒会与胃里的食物化合，使消化酶周围环境呈现酸性，酶就会被激活，利于消化食物。

一种永恒的药物

对于所有动物（尤其是人）而言，盐都是一种重要物质。患有哮喘、过敏症和自身免疫性疾病的人，更应借助盐摆脱症状。

盐是一种"药物"，几个世纪以来，它一直被医者所用。在某些国家的历史上，盐和金子一样贵重。事实上，他们甚至用金子交换等量的盐。尤其是在沙漠国家，盐更是价值连城。

　　水、盐和钾共同作用，可以调节身体的水分。水可以调节细胞内的水量，并且清洗细胞，排出细胞代谢产生的有毒废物。一旦水进入细胞，钾元素就会附着在水分子上面，在细胞内部保存下来。在植物界，钾元素附着在水果内部的水分子上，使水果变得更加坚固。我们从每天吃的水果和蔬菜中吸收大量的钾元素。不过，我们无法以这种天然的方式去获取盐分，只能从日常膳食中吸收。不过，钾元素作为膳食补充物，不可服用过多。

　　在细胞外部，盐与水共同产生作用。盐使水形成渗透性滞留状态，同时，平衡细胞外部的水分含量。

　　从本质上说，身体具有体细胞内和体细胞外两种水域系统。良好的健康取决于这两个系统的水量是否达到最佳的平衡状态。这种平衡状态，是通过摄取水、盐和富含钾元素和矿物质的蔬菜和水果来实现的。未经提纯的盐，含有身体需要的其他矿物质，更应成为优先选择。需要指出的是，海水盐可能不含使甲状腺正常工作的足够的碘，由此可能导致甲状腺肿。因此，摄取海水盐的同时应坚持摄取含有碘的多种维生素。干燥的海藻胶囊是补碘良剂，你可以从药店买到。

　　当水无法自由进入细胞时，就会从细胞外部的盐水"水域"滤出，进入因缺水而负荷过量的细胞中。这种为某些细胞"强行注水"的权宜之计，通常应用于严重脱水的情况，这时更多的水从细胞外部滤出，进入细胞内部，身体就会储存盐分，形成水肿。

我们的身体形成了这样的机制：在特定情况下，细胞外部的水域不断扩大，直至过多的水产生过滤效果，并在紧急状态下，把水分注入活性细胞内部。为了达到这一目的，大脑将会发出指令，使肾脏增加盐分，储存水分。大脑发出的这一指令，是身体在供水不足时，容易出现水肿的原因。

当身体严重缺水时，水分被强行注入细胞，就会成为更多细胞"喝水"的主要途径，这时，身体会为水分的注入迅速增加压力。这种压力可以通过医学手段进行监测，这就是人们所说的高血压。

身体处于水平状态，水分进出细胞的速度更快，效率更高。白天主要沉积在腿部的水分，无须克服重力作用，就可以轻易进入血液循环系统。如果细胞依靠"强行注水"的时间较长，肺部在夜里就会浸满水分，呼吸变得困难。这时，我们要把枕头垫高，把头和上身抬高，才能够防止哮喘发作，这也刚好证明哮喘本身是脱水导致的。在这种情况下，你一次性不能喝过多的水，这样只会加重心脏的负担，你必须一点儿一点儿地增加饮水量，并且分几个阶段进行，使产生尿液的速率与饮水的速率保持一致。

当我们喝下足够多的水，并排出纯净的尿液时，也会排出大量的盐，这是将水肿的液体从身体排出的有效办法。可见，水是最好的天然利尿剂。

如果一个人患有大面积水肿，而且心率不匀，或者跳动过快，就应该逐渐地间隔性地增加饮水量。但无论怎样，我们不能切断身体的水分供应。盐分的摄取，应该限制在每隔两三天进行，因为身体此时处于超速运转模式，不适合贮藏过多的盐分。当水肿消除以后，我们应该再次往膳食中增加盐分。如果心脏速率不均匀，或者脉搏跳动过快过猛，但并不存在水肿，那么增加水、盐以及镁、钙、钾等矿物质的摄取，就可以缓解这种症状。

盐的某些神秘功能

除了调节身体的水量之外，盐还有其他许多重要功能。

◎盐是一种强效的天然抗组胺剂，它可以缓解和消除哮喘。在喝完一杯或两杯水后，把盐放到舌头上，它就和呼吸器一样有效，而且不会产生毒性。盐的这种使用方式，只适用于因干渴而处于危机状态的身体。在通常情况下，你应该把盐放到食物或水中。

◎盐是身体的一种强效的抗压力元素。

◎盐对于排出细胞（尤其是脑细胞）内部过量的酸性物质效果显著。如果你不想患上阿尔茨海默病，那就不要拒绝盐！

◎让肾脏清除过量的酸性物质，盐是必不可少的元素。身体没有足够的盐，酸性特征就会越来越强。

◎盐对于治疗精神疾病意义重大。锂其实只是盐的一种替代品，通常用来治疗抑郁症。

◎盐是大脑保存血清素和褪黑激素必不可少的物质。水和盐可以承担起天然的抗氧化剂职责，并清除身体的有毒废物。在水分供应充足的身体里，色氨酸可以节省下来进入大脑组织，用以生成血清素、褪黑激素和 β－吲哚基乙胺，它们都是重要的抗抑郁神经传递素。

◎盐是预防和治疗癌症不可或缺的物质。癌细胞可以被氧气杀死，它们是厌氧性有机生物，必须生活在低氧环境下。假如水分供应充分，盐会扩大血液循环的范围，使血液到达身体各处，这样，血液的氧气和活性免疫细胞，就能够到达发生癌变的组织，并摧毁癌细胞。

◎盐有助于维持肌肉力量和正常的伸缩性。膀胱控制系统失灵，导致小便失禁，也可能是盐分摄取不足的结果。下面这封信很能说明问题，它是多特里·雷尔德女士在60多岁时写的。它解释了雷尔德女士如何通过摄取盐克服了膝盖疼痛和小便失禁问题。我把这封信登在这里，是想提醒美国数百位正在服用利尿剂的老年人——只要摄取充足的盐，就可以摆脱必须时刻佩戴护垫的尴尬。

亲爱的巴特曼博士：

1999年6月25日，我不得不提前下班回家，膝盖的疼痛让我无法忍受（这是一个老毛病了，它是10多年前，一个按摩师按摩不当造成的，现在，又出现了瘀伤和青肿）。我在床上躺了好几天，因为过于疼痛，几乎无法走路了。

我购买了你的书和磁带（《水是最好的药》）。1999年7月3日，我决定试着在附近的街区散步。我竟然做到了！1999年7月4日，我走过了6个街区，去教堂做礼拜。1999年7月5日，我连续开了7个钟头的车，中间只是停过两次上厕所。过去我的膀胱很糟糕，不得不随身携带备用衣物。那天开车回到家里时，不仅没有一滴液体滴到衣服上，而且，在我的人生中，第一次没有产生疲劳感！上床之前，我甚至还在外面散了一会儿步。

我长得很瘦，吃的东西也很少，但就在突然之间，我发现我开始吃那些许多年来都不能吃的东西——桃子、香瓜、西瓜、西红柿、菠萝甚至糖块。我的胃口变得出奇的好，也没有产生任何副作用。

多年来，除了喝水，我没有喝过别的东西，不过我从未想过吃盐，这是一个可怕的错误！我的肌肉，还有身体的许多部位，原来都是那样需要盐！现在，我还有一些健康问题需要解决，我正在学习怎样倾听身体的需要，希望将来有一天，我的消化和循环问题，还有过敏症和肠胃胀气都可以解决。说句心里话，最近许多天，我感觉自己比过去许多年都要健康。我是多么感谢您的帮助啊！

多特里·雷尔德

◎盐对于纠正心跳不均匀非常有效。另外，与通常的误解完全相反——盐，其实不会引起高血压。实际上，它对于调节血压很有帮助，前提是将盐与水，以及我前面提到的无机元素结合在一起，其比例搭配也很关键。对于某些人而言，摄取的盐分过少，而饮水量过多，的确会使血压上升。你只是喝水而没有摄取盐分，水分就不可能长时间停留在血液循环中，也就不可能完全注满所有的血管。这种情形会导致眩晕，使血管处于紧张状态，导致血压上升。只需要一两杯水，再加上一点儿盐——可以放在舌头上——就可以迅速、有效地让激烈跳动的心脏恢复正常，这对于田径场上的运动员尤其有好处。坚持这样做，就可以降低血压。同你的私人医生进行交流，安排好膳食中水分和盐的比例。

◎盐有利于调节睡眠，它是一种天然的安眠药。如果你喝下满满一杯水，并把几颗盐粒放到舌头上，可能很快就会进入沉沉的梦乡。记住，只有在喝水时，才可以把盐放到舌头上。如果只是吃盐，时间一长，可能会导致流鼻血。经常喝水，并在膳食中增加盐，可以改善你的睡眠状态。

◎对于糖尿病患者而言，盐的作用尤其重要，它会平衡血液中的糖分，减少患者对胰岛素的需求。水和盐还可以减缓糖尿病对眼睛和血管的伤害。

◎盐对于身体所有细胞产生水能和电能必不可少。盐可以在细胞需要能量的部位产生局部的能量。

◎在脑细胞整个工作时间里——从出生到死亡，盐有助于神经细胞的沟通和信息处理。

◎当食物颗粒通过肠道被吸收时，盐能起到重要的辅助作用。

◎盐可以有效清除肺部的黏痰，尤其是对于哮喘、肺气肿、囊性纤维变性患者而言。

◎盐有助于治疗长期干咳。

◎盐能够有效清除黏膜炎和鼻窦炎。

◎盐有助于预防痛风和痛风性关节炎。

◎盐可以有效预防肌肉痉挛。

◎盐可以防止唾液分泌过多（睡觉流口水）。

◎骨质疏松症，可能是身体盐分和水分不足导致的结果。

◎盐可使骨骼变得更坚韧。

◎盐能够提高你的自信心，使你拥有良好的自我意识。

◎盐有助于维持性欲，提高性能力。

◎盐有助于减少双下巴出现的概率。身体缺盐，也意味着缺水。当唾液腺感觉到身体缺盐时，就会产生更多的唾液以便于咀嚼和吞咽食物，给胃部提供分解食物的水分。不过，为了给唾液腺提供更多的、用以生成唾液的水分，血管会出现"水分渗漏"，这些"渗漏"出来的水分，进入唾液腺以外的区域，使下巴和脸颊的肌肉体积增大，甚至会延伸到脖子部位。

◎盐有助于预防腿部静脉肿胀和曲张。

◎海水盐含80多种身体需要的无机元素，其中包括必需的微量元素。未经提纯的海水盐价值更高，但含碘不多。因此，我们需要补充必需的碘元素。

为身体补充充足的盐分，有助于预防和治疗哮喘，而过多的钾将会加剧哮喘。饮用过多的橙汁或含钾较多的运动型饮料，会增强哮喘发生的概率，尤其是在锻炼之前饮用。因此，在锻炼前摄取一些盐，可以提高肺部呼吸的能力，避免排汗过多。

在橙汁中放上一些盐，是平衡钠和钾的重要手段，有助于维持细胞内外必需的水分含量。在某些国家和地区，人们喜欢把盐放入西瓜和水果中。这些水果含有大量钾元素，在食用前增加盐分，可使钠和钾达到平衡状态。

有一天，我接到一个读者的电话，说起他不经意对儿子造成的伤害：他知道橙汁富含维生素C以后，就强迫儿子每天喝好几杯橙汁。很快，儿子的呼吸系统出现了问题，而且多次哮喘发作。直到上了大学，摆脱了父亲的影响，他的哮喘才不治而愈，呼吸也恢复了正常。这个读者告诉我，他必须给他的儿子打电话，为儿子小时候经受的那段痛苦表示道歉——当时，儿子越是抗拒喝橙汁，他越是坚持，因为他坚信橙汁喝得越多，对孩子的健康就越有好处。

大致说来，假如你每天喝10杯水，你就需要补充3~4克盐，3

克盐大约有半勺。一个简单的计算方式是：每夸脱的水需要补充1/4勺的盐（我知道有的人为了防治哮喘，每天摄取的盐都在1勺以上）。如果你经常锻炼，在炎热的气候下，容易出汗，就需要补充更多的盐。在热带地区，缺少盐，人就会感到疲劳，甚至过早死亡。

我还要给你一个警告！盐固然重要，但也不能摄取过多。你必须关注身体所需盐和水的比例，确保所喝的水足以把体内的盐分清洗掉。如果你的体重暴增，而你并未吃太多的食物，可能是因为摄取了太多的盐。停止盐的摄取，并且喝下足够多的水，增加尿液的生成量，就可以消除身体细胞的肿胀。向你的医生请教，确定膳食中盐和水的比例。

假如你已经按照我的建议开始大量喝水，那么，为了让你得到更多的好处，我建议你每天服用一粒维生素丸，尤其在极少锻炼，也很少吃蔬菜和水果的前提下。如果你正在经受某种压力，可以在服用维生素丸的基础上，在饮食中增加一些维生素 B_6 和锌元素。

如果你患有唇疱疹（由疱疹引起、出现在唇上甚至眼睛部位的一种小水疱）或者生殖疱疹——它们可能是缺锌导致的。在膳食中增加锌和维生素 B_6，这些症状就会慢慢消除。

事关健康的其他要素

水、盐和各种无机元素，对于我们的健康必不可少。在这一章，我将简略概括一下其他要素——蛋白质、脂肪、水果、蔬菜、阳光和锻炼，它们对于身体健康和治疗疾病也有神奇效果。

蛋白质

许多专家都认为，每千克体重每天最少需要 1.1 克的高质量蛋白质。因此，一个体重 90 千克的人，每天大约需要 120 克的蛋白质，以此维持肌肉的质量。按照这种比例摄取蛋白质，身体可以保持正常储备。

对孩子来说，每磅体重，最少需要 1 克左右的蛋白质。

在富含蛋白质的食品中，根据来源不同，蛋白质含量也有所不同。例如，一个鸡蛋约重 50 克，它只有 6 克蛋白质；每盎司（1 盎司 ≈ 28.3 克）肉含 7 克蛋白质；每盎司干奶酪约有 7 克蛋白质；每盎司湿奶酪约有 3 克蛋白质；每盎司豆腐含有 5 克蛋白质。可见，这些食品中蛋白质含量差异很大。

优质蛋白质的来源

高质量的蛋白质，可以从鸡蛋、牛奶和豆类食品中获取。各种豆类食品，包括小扁豆、绿豆、蚕豆、黄豆，其蛋白质含量高达24%。蔬菜中也含有高质量的蛋白质（菠菜的蛋白质含量约占13%）。

鸡蛋是一种益于健康的食物。一个鸡蛋平均重50克（其中，蛋清约重33克，蛋黄约重17克。），却含有80卡路里的能量。一个鸡蛋含有6克左右的高质量蛋白质，却不含碳水化合物，也不含纤维。鸡蛋的蛋白质，是由一系列比例均衡的氨基酸构成的。鸡蛋富含维生素和锰、硒、磷、铜等无机元素。蛋黄的主要成分是非金属元素硫，这是一种天然的抗氧化剂，它对于健康的重要意义，现在已经得到了公认。

鸡蛋的10%是油脂或脂肪。蛋黄的油脂成分是独一无二的，富含卵磷脂和二十二碳六烯酸（DHA），前者是神经传递素乙酰胆碱的前体化合物，而后者是维持大脑功能的一种重要脂肪。DHA能够长期修复脑细胞的细胞膜和突触体。眼睛的神经结构也需要较多的DHA，主要用于辨别色彩，提高视觉质量和视力的敏锐性。

现在医学界已渐渐认识到，胆固醇在血液循环中的含量不会因多吃鸡蛋而受到影响。研究报告公布，一个多年坚持吃鸡蛋的老人（每周约24个），胆固醇水平并没有显著增高的迹象。

奶制品

对于那些能够消化奶制品的人来说，无糖的天然酸奶是获取高质量蛋白质的重要来源之一。酸奶中还含有大量维生素和良性细菌。酸奶中的良性细菌，有益于肠道健康，并可抑制某些有毒细菌和毒性酵母（比如假丝酵母）的生长。当然，对奶制品过敏的人，就不应该饮用酸奶。

奶酪中也含有大量蛋白质。我认为，新鲜的奶酪更容易消化，它们比储存时间较长的乳酪更有益于人体健康。对于那些不能顺利吸收牛奶的人来说，豆奶是一种很好的替代品。如果你不喜欢豆奶的味道，可以把它和胡萝卜汁混合，这样，你可以获得额外的维生素等滋养成分，这种结合不但有益于健康，而且味道可口。

最重要的脂肪

脂肪是身体必需的基本物质。某些活性脂肪酸能够产生一定量的脂肪和油脂，它们是生产细胞膜的主要原料，也是许多激素的主要成分。性激素的生成要依靠身体某些重要的脂肪，其中包括胆固醇；神经细胞需要"高质量"的脂肪，才能够反复生成不断被消耗的神经末梢。

人体最重要的脂肪，是由 $\Omega-6$ 脂肪酸和 $\Omega-3$ 脂肪酸构成的。前者是一种多不饱和脂肪酸，称为亚油酸；后者是一种不饱和脂肪酸，称为 α 亚油酸。它们都是以油脂的形式存在的，只能通过食物中的油脂来获取。

有一点是确定无疑的：身体平均每天需要 6~9 克亚油酸（Ω-6 脂肪酸），和 2~9 克 α 亚油酸（Ω-3 脂肪酸），尤为脑细胞及其长神经所需要，以便用来生成一种"隔离膜"——它既要容许水分通过，又要避免神经传递的速率和过程受到干扰。对视觉承担着重要作用的虹膜神经末梢，需要获得含量较高的核心脂肪酸，尤其是二十二碳六烯酸（DHA）。DHA 是由 Ω-3 脂肪酸产生的，对于脑细胞的构成尤其关键。经过诊断患有神经系统疾病的人，通常都缺乏DHA。

鸡蛋、冷水鱼和海藻，都是 DHA 的重要来源。Ω-3 脂肪酸和 Ω-6 脂肪酸（它们在膳食中的理想比率应为 3 : 1）的另一个主要来源是亚麻油，也称为亚麻籽油。

水果、蔬菜和阳光

身体每天都需要水果和绿色蔬菜，它们是天然维生素和重要无机元素的理想来源。绿色蔬菜包含大脑所需的大量 β - 胡萝卜素以及 DHA。水果和蔬菜对于维持身体的 pH 值平衡也很重要。叶绿素含有大量镁元素，它是氧的输送者之一。

对于哮喘、骨质疏松症乃至癌症患者来说，阳光是一剂良药。阳光会对皮肤上沉积的胆固醇发生作用，把它们转化为维生素 D。维生素 D 能够促进骨骼形成，促使钙被骨骼吸收，这对于孩子的成长和发育尤其重要。维生素 D 也能够促进肠道对钙的吸收，钙可以直接中和体内的酸性物质，有效平衡细胞的 pH 值，由此缓解哮喘导致的各种并发症。

如果你每天都喝足量的水，摄取必需的盐分，进行适当的锻炼——最好在室外和阳光下进行，那么，你的身体就能够自行调节摄取的蛋白质、碳水化合物和脂肪。这样，你对于蛋白质的需求将会增长，对碳水化合物的需求下降，而镁消耗的脂肪，将会多于日常膳食中吸收的含量。通常，人们有一种误解，以为胆固醇一旦沉积，就不可能产生代谢。实际上，胆固醇沉积物也可以被清除，只是时间会长一些。

胆固醇对于身体的生理功能极为重要。为什么身体有时候会产生更多的胆固醇？下面的解释，就是我得到的诸多关键结论之一。

当身体水分不足时，水电能量就会迅速减少，以至于无法支持某些功能的运转，这就如同过于缓慢的河流不足以使水坝产生电能一样。当水坝无法借助水力产生足够的电量时，就不得不燃烧石油或煤炭等污染性燃料发电。

身体的一种替代性的能量来源，是骨骼或细胞内部的钙元素沉积物。两个钙分子组合而产生的能量，就可以被身体使用。如果两个钙原子结合，身体还能够额外获得 1 个单位的三磷酸腺苷的能量。体细胞具有许多"捕捉"这种能量的钙原子，它们分布于身体的各个部位，而这些部位随时都会发生分解作用，并消耗钙原子产生的能量。有时候，这一过程将会产生很多自由的、不稳定的钙分子——它们如同被消耗的燃料产生的灰烬。幸运的是，这种"钙元素灰烬"，很容易被身体进行回收和加工，只是有一个前提：身体必须获得必需的能量，才能使钙分子再次结合，并且产生能量——就像是给电量不足的电池充电一样。

阳光具有的能量，能够把皮肤的胆固醇转化为维生素 D，促进钙元素吸收，并使它们进入细胞和骨骼，使之得以储存和再利用。

当维生素 D 通过细胞膜进入细胞内时，钙元素会附着在维生素 D 上，它们与细胞膜受体结合形成"磁力杆"，并吸引其他重要元素和氨基酸进入。

以上过程，能够对体细胞的哺育机制产生直接影响。由于钙元素进入细胞时，随身携带的其他重要元素，就为细胞的修复和能量代谢提供了原料。与此同时，进入细胞的额外的能量，可以使钙分子结合到一起，并将其产生的能量储存起来，以备日后使用。

只要理解了身体各种化学元素的特性和功能，你就能够认识到，胆固醇对于细胞代谢和体细胞健康的意义。你应该使胆固醇产生更多的维生素 D，体细胞获得充分的能量，由此实现正常而稳定的运转。只有这样，才可以使身体的胆固醇得到充分的利用。你可以利用阳光降低胆固醇含量，促进密度更大的骨骼的形成。当然，在某种程度上，也许你会对这一建议做出消极的反映，因为你可能害怕皮肤产生黑素瘤——一种含有黑色素的恶性肿瘤。不过我要告诉你的是，身体的肿瘤是由长期脱水、缺少运动、膳食结构不合理导致的。在 20 多年的时间里，我几乎每天都花 3 个小时打网球，而且是在德黑兰午后的阳光下，但我没有患上任何肿瘤。

如果你整天坐在远离大自然的办公室里，却指望身体拥有正常的胆固醇含量，以及正常的骨骼密度，这完全是不现实的。你的健康专家和私人医生，可能并不了解阳光的能量转化机制，就把不完全代谢过程的自然结果视为"疾病"，把胆固醇看作导致疾病的元凶。

阳光第一次作为治疗药物而得到成功应用，是对软骨病的治疗。让孩子接受阳光的照射，有可能矫正骨骼畸形。这种治疗方式，被称为日光浴疗法。通过对胆固醇诸多功能的科学研究，我的观点是，随着年龄增大，胆固醇的含量会逐渐增加骨骼密度逐渐下降。

低密度胆固醇增加是骨质疏松症的重要迹象。为了预防骨质疏松症，你应该经常暴露在阳光下，从而让身体吸收更多钙元素。

锻　炼

除了空气、水、盐、食物，保持健康最重要的因素就是锻炼。与性生活、各种娱乐和让人感到愉悦的任何生活方式相比，锻炼，对于人的健康更加重要。

◎锻炼能够增加肌肉组织血管系统的数量，有助于防止高血压。

◎锻炼可以减少动脉系统血液循环受到的阻力，使肌肉组织的毛细血管保持畅通，让血压和血糖保持正常水平。

◎锻炼可以平衡体内的氮元素含量，提高肌肉质量，防止肌肉作为燃料分解。

◎锻炼可以促进燃烧脂肪的酶的活性，满足肌肉活动需要的能量。当你进行锻炼时，你其实是在改变肌肉活动的能量来源：从血液中的糖转化为储存在肌肉以及其他部位的脂肪。

◎锻炼可以使肌肉燃烧氨基酸，不然，它们就可能在体内产生有毒废物。通常情况下，当身体长期处于相对静止状态时，血液中某些支链氨基酸就会超过正常水平，这会使其他核心氨基酸迅速分解，甚至最终耗尽。这些被消耗的核心氨基酸的一部分，恰恰是大脑产生神经传递素的重要物质，其中包括色氨酸和酪氨酸。

◎大脑使用色氨酸生成血清素、褪黑激素、β－吲哚基乙胺和吲哚胺，它们都是抗抑郁剂，可以调节糖分和血压。当身体必须进入某种活动状态——比如搏击、奔跑等体育运动时，这些元素对于调节身体生理功能至关重要。

◎缺乏锻炼会使肌肉处于分解状态。身体某些肌肉成为废物并被排泄出去，某些锌和维生素 B_6 也会一并流失。维生素 B_6 和锌长期匮乏，达到一定程度，将会产生某些大脑疾病和神经性并发症，也会导致狼疮和肌肉萎缩症等自身免疫性疾病。

◎锻炼可以使肌肉储藏更多的水分，防止血液过于黏稠，以防损坏血管壁的组织细胞。

◎锻炼可以降低糖尿病患者的血糖，减少他们对于胰岛素或其他药物的依赖。

◎锻炼可以促使肝脏借助体内储存的脂肪或血液中的脂肪产生糖分。

◎锻炼可以使关节变得更加灵活，并使关节空隙产生间歇性真空状态，使水分进入。关节空隙的水分，能够将溶解的营养物质送入软骨内部的细胞。软骨内部水分增加，将使关节的骨骼滑动更为顺畅。

◎小腿肌肉，如同身体的第二个"心脏"。当我们站立和移动时，它就会跟着收缩和释放，并借此缓冲重力作用。依靠小腿肌肉持续的收缩，以及静脉内部血压和单向阀的作用，腿部静脉血管的血液，就能够克服重力向上输送，这就是腿部肌肉对身体静脉系统起到的类似心脏的作用。这也是锻炼的一种重要价值所在，但许多人没有意识到。腿部肌肉还能够对淋巴系统起到同样的"助流"效果，并使腿部的浮肿消失。

◎锻炼可以使身体的骨骼变得更加坚韧，有助于防治骨质疏松症。

◎锻炼能够促进所有重要激素的生成，刺激生理欲望，提高性能力。

◎1个小时的走路锻炼，可使燃烧脂肪的酶进入活跃状态，并将其连续保持12个小时以上。早晨和下午散步，可以使酶在24小时内保持活性，并借此清除动脉系统产生的胆固醇沉积物，销毁身体储存的多余脂肪。

◎锻炼能够促进肾上腺素引起的交感神经系统的活性，而肾上腺素也能够减少组胺过量分泌。如果身体得到充足的水分供应，还可以防止哮喘和过敏反应。

◎锻炼可以增加身体的天然"鸦片"——内啡肽和脑啡肽的数量，让人产生某种奇特的快感——也许绝不亚于吸毒者从毒品中体验的。

什么是最好的锻炼方式？

以增强身体的耐力和抵抗力为锻炼目的，比只是为了提高速度或增加肌肉更有好处。在选择锻炼方式时，应该考虑到它对你一生的价值和意义。一个长跑运动员，可以让锻炼价值维持到老年，而一个短跑选手在人生后期，不大可能继续从事这一运动。

最好的锻炼方式就是散步。即使到了老年，你仍可获得散步带来的益处。而且，散步不会使你的关节受到损害。

增强耐力的其他锻炼方式，还包括游泳、打高尔夫球、滑雪、滑冰、爬山、打网球、打壁球、骑自行车、打太极拳、跳舞以及其他有氧运动。

在选择锻炼方式时，你要评估它的价值，看它能否使燃烧脂肪的酶长期处于活跃状态。和室内锻炼相比，室外锻炼对于身体更有益处，只有和大自然建立密切的联系，身体才会变得更加健康。

结论：保持健康与活力的四个步骤

要想让自己变得更健康，需要执行以下四个步骤：

使身体的水分和盐分保持均衡比例；

锻炼身体的肌肉，以此提高大脑的工作效率；

远离那些容易使身体脱水而且还会产生毒素的饮料；

制订每天的平衡膳食计划，蛋白质的比率应占20％，另外的80％包括蔬菜、豆类、水果。

如果你接受我的建议，并且付诸实践的话，我坚信你会很少生病，而且寿命更长，你的人生也将变得更有意义。

我也衷心地希望，你能够将本书的信息与他人共享。

著作权合同登记号：图字 02-2017-224号

图书在版编目（CIP）数据

水这样喝可以治病 / (美) 巴特曼著；饶俊伟译. --

天津：天津科学技术出版社, 2017.11（2024.10重印）

（"水是最好的药"系列）

书名原文：WATER：FOR HEALTH, FOR HEALING, FOR LIFE

ISBN 978-7-5576-3855-9

Ⅰ.①水… Ⅱ.①巴… ②饶… Ⅲ.①饮用水—保健—基本知识 Ⅳ.①R161

中国版本图书馆CIP数据核字(2017)第226797号

水这样喝可以治病

SHUI ZHEYANG HE KEYI ZHIBING

责任编辑：孟祥刚

责任印制：刘　彤

出　　版：天津出版社传媒集团

　　　　　天津科学技术出版社

地　　址：天津市西康路35号

邮　　编：300051

电　　话：（022）23332490

网　　址：www.tjkjcbs.com.cn

发　　行：新华书店经销

印　　刷：北京中科印刷有限公司

开本710×1 000　1/16　印张12.5　插页2　字数180 000

2024年10月第1版第3次印刷

定价：35.00元

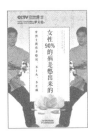

《女性 90% 的病是憋出来的》

罗大伦著 定价：48.00 元

罗博士教你不憋屈，不上火，不生病

本书不仅介绍了身体内的六种郁结，告诉大家如何诊断，如何用相应的方子和方法及时进行调理。还有就是希望通过帮助大家改变认知，来调整内心情绪。当认知改变后，情绪就会变好，而情绪变好后，就能做到不憋屈，不上火，不生病。

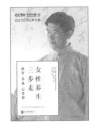

《女性养生三步走：疏肝，养血，心要修》

罗大伦著 定价：48.00 元

女性 90% 的病都是憋出来的
罗博士专为女性打造的养生经

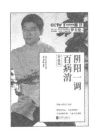

《阴阳一调百病消（升级版）》

罗大伦著 定价：36.00 元

罗博士的养生真经！

要想寿命长，全靠调阴阳。只有阴阳平衡，气血才会通畅。中医新生代的领军人物罗大伦博士，为您揭开健康养生的秘密——阴阳一调百病消。

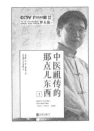

《中医祖传的那点儿东西 1》

罗大伦著 定价：35.00 元

中央电视台《百家讲坛》主讲人、北京电视台《养生堂》节目前主编重磅推出的经典力作！

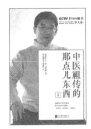

《中医祖传的那点儿东西 2》

罗大伦著 定价：35.00 元

感动无数人的中医故事，惠及大众的养生智慧；
一读知中医，两读悟医道，三读获健康！

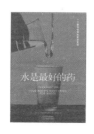

《水是最好的药》

[美] 巴特曼著 定价：35.00 元

一个震惊世界的医学发现！你不是病了，而是渴了！

F. 巴特曼博士发现了一个震惊世界的医学秘密：身体缺水是许多慢性疾病——哮喘病、过敏症、高血压、超重、糖尿病以及包括抑郁症在内的某些精神疾病的根源。

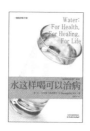

《水这样喝可以治病》

[美] 巴特曼著 定价：35.00 元

《水是最好的药》续篇！

《水是最好的药》阐述了一个震惊世界的医学发现：身体缺水是许多慢性疾病的根源。《水这样喝可以治病》在继续深入解析这一医学发现的同时，更多地介绍了用水治病的具体方法。

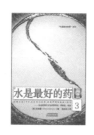

《水是最好的药 3》

[美] 巴特曼著 定价：35.00 元

《水是最好的药》系列之三！

本书是 F. 巴特曼博士继《水是最好的药》《水这样喝可以治病》之后又一轰动全球的力作。在这本书中，他进一步向大家展示了健康饮水习惯对疾病的缓解和消除作用，让你不得不对水的疗效刮目相看。

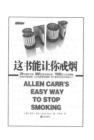

《这书能让你戒烟》

[英] 亚伦·卡尔著 定价：36.00 元

爱她请为她戒烟！宝贝他请帮他戒烟！别让烟把你们的幸福烧光了！

用一本书就可以戒烟？别开玩笑了！如果你读了这本书，就不会这么说了。"这书能让你戒烟"，不仅仅是一个或几个烟民的体会，而是上千万成功告别烟瘾的人的共同心声。

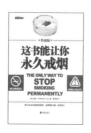

《这书能让你永久戒烟（终极版）》

[英] 亚伦·卡尔著 定价：52.00 元

揭开永久戒烟的秘密！戒烟像开锁一样轻松！

继畅销书《这书能让你戒烟》大获成功之后，亚伦·卡尔又推出了戒烟力作《这书能让你永久戒烟》，为烟民彻底挣脱烟瘾的陷阱带来了希望和动力。

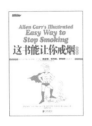

《这书能让你戒烟（图解版）》

[英]亚伦·卡尔 著 [英]贝弗·艾斯贝特 绘 定价：32.80 元

比《这书能让你戒烟》文字版，更简单、更有趣、更有效的戒烟书，让你笑着轻松把烟戒掉。

什么？看一本漫画就可以戒烟？

没错！这不是开玩笑，而是上千万烟民成功戒烟后的共同心声。

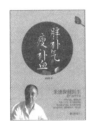

《胖补气 瘦补血（升级版）》

胡维勤著 定价：39.80 元

朱德保健医生的气血养生法！

在本书中，前中南海保健医生胡维勤教授深入浅出地讲述了一眼知健康的诀窍——胖则气虚，要补气；瘦则血虚，要补血。而胖瘦又有不同——人有四胖，气有四虚；人各有瘦，因各不同。

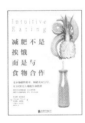

《减肥不是挨饿，而是与食物合作》

[美]伊芙琳·特里弗雷 埃利斯·莱斯驰 著 定价：38.00 元

这本颠覆性的书，畅销美国 22 年

肥胖不仅是身体问题，更是心理问题。

减肥不止是减掉赘肉，更是一次心灵之旅。

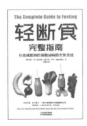

《轻断食完整指南》

[加]杰森·冯 [美]吉米·摩尔 著 定价：49.80 元

有效减肥和控制糖尿病的全饮食法

营养学家、医学博士、生物学教授都在用的健康瘦身法。这样断食，让激素听你的话，帮你减肥。